Dr. h.c. Alfred Gruber

SlimWorld

Das clevere Schlankheitsprogramm

Abnehmen & entschlacken
im Schlaf

Mit Poster:
Maxi-Tabelle zur
Selbstkontrolle

VitalWorld Verlag

Inhalt

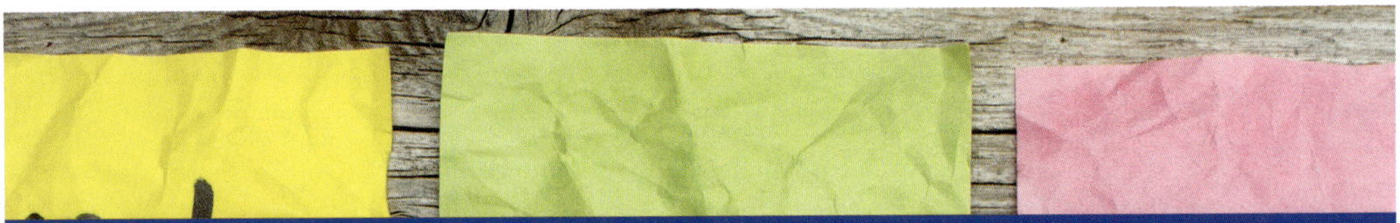

Vorwort

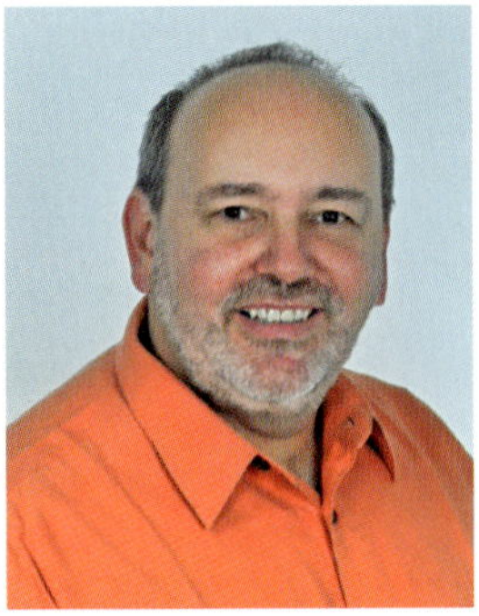

Was ist für Sie der Sinn des Lebens?

Schlank sein? Schön aussehen? Reich sein? Intelligent sein? *George Bernard Shaw* hat einmal formuliert: »Ein ungeübtes Gehirn ist schädlicher für die Gesundheit als ein ungeübter Körper.«

Nach einer aktiven Spitzensportzeit und einer Ultra-Marathonläufer-Karriere (84 km-Läufe) habe ich einfach plötzlich aufgehört, meinen Körper zu nutzen. Es war die Zeit, als ich für mich entschieden habe, Sport ist schön, kann aber nicht alles im Leben sein. Mich pro Woche viele Stunden mit Training abzumühen, empfand ich plötzlich als totale Zeitverschwendung. Ich versank in Spiritualität, ging beim Dalai Lama in die Schule, erlebte viele wunderbare, nicht erklärbare Phänomene, konnte mit meiner Frau zusammen einen Horizont der guten Gefühle erreichen. Es war himmlisch. Und in allen Studien- und Ausbildungslehrgängen, von der Fachhochschule bis zur Universität, waren alle Herausforderungen mit geringem Einsatz zu meistern.

Dabei habe ich gerade in den letzten 15 Jahren Hunderttausenden Menschen helfen können, ihren Körper wieder zu *reparieren,* zu *richten,* ihn zu lieben. Dabei ging es mir vor allem darum, die Selbstheilungskräfte zu mobilisieren und dabei schlank und fit zu werden. Dank der Hilfsmittel (Nahrungsergänzungen, Lebensmittel), die ich in den letzten Jahren entwickelt habe, gab es derart viele positive Rückmeldungen, dass ich darüber einfach nur froh war.

Nun ist das Programm zugänglich, und wir werden zusammen viele Tonnen an Gewicht verlieren!

Aus allen diesen Erfahrungen, Entwicklungen und Rückmeldungen habe ich dann ein System entwickelt, das ich *SlimWorld* nenne. Das Diät-Konzept beruht darauf, dem Körper alles zu geben, was er braucht, ohne Hungergefühl zu empfinden. Es ging mir darum, ihm zu helfen loszulassen.

Im August 2014 kehrte ich mit meinem ältesten Sohn von einer Texasreise zurück. Dabei ist mir aufgefallen: Ich habe zugenommen. Als ehemaliger Extremsportler bin ich nicht mehr richtig beweglich!

Aber die Prämisse, dass mir das Gehirn und meine Gefühle wichtiger sind als mein Körper, die werde ich nicht aufgeben. Dennoch musste ich zugeben, jetzt muss was geschehen. Dies ist in gewisser Weise absurd: Ich helfe Hunderttausenden von Menschen mit verschiedenen Programmen abzunehmen, mir selbst aber gelingt dies nicht.

Ich habe daher begonnen, Abendessen zwischendurch (nicht konsequent) mit meinem Eiweißdrink und der Eiweißbouillon zu ersetzen. Das geht wirklich ganz leicht. Zudem habe ich meinen Metaboldrink täglich integriert. Der tut einfach gut, und ich bin damit geistig leistungsfähiger. Fazit: Heute, nach genau 2 ½ Monaten, habe ich 11,5 Kilogramm abgenommen! Ohne Diät, nur mit der *SlimWorld-Ernährungsumstellung*. Und meine geistige Fitness habe ich behalten.Und das gelang vollkommen problemlos.

Ich habe noch einige Kilos zu viel, denen ich gern auf Nimmerwiedersehen sagen möchte. Es eilt aber nicht. Wenn ein, zwei oder drei Kilogramm pro Monat weggehen, dann ist das perfekt. Andere nehmen mit meiner Methode in einem Monat 10 Kilogramm ab. In drei Monaten sind plötzlich 25 Kilogramm weniger auf der Waage. Das geht, dann kümmert man sich eben aktiv darum. Es geht praktisch ohne Einschränkungen. Und ich liebe meine Eiweißsuppe am Abend. Ich verzichte auf nichts. Auch nicht auf Familienrituale (wir haben 6 Kinder). Fazit: *SlimWorld* ist auch für mich geeignet. Einen ehemaligen Spitzensportler, der ein absoluter Sportmuffel geworden ist.

Aus der Erfahrung von über 15 Jahren mit Hunderttausenden Menschen, ihren Körper wieder zu richten, entstand das Diät-Konzept *SlimWorld*.

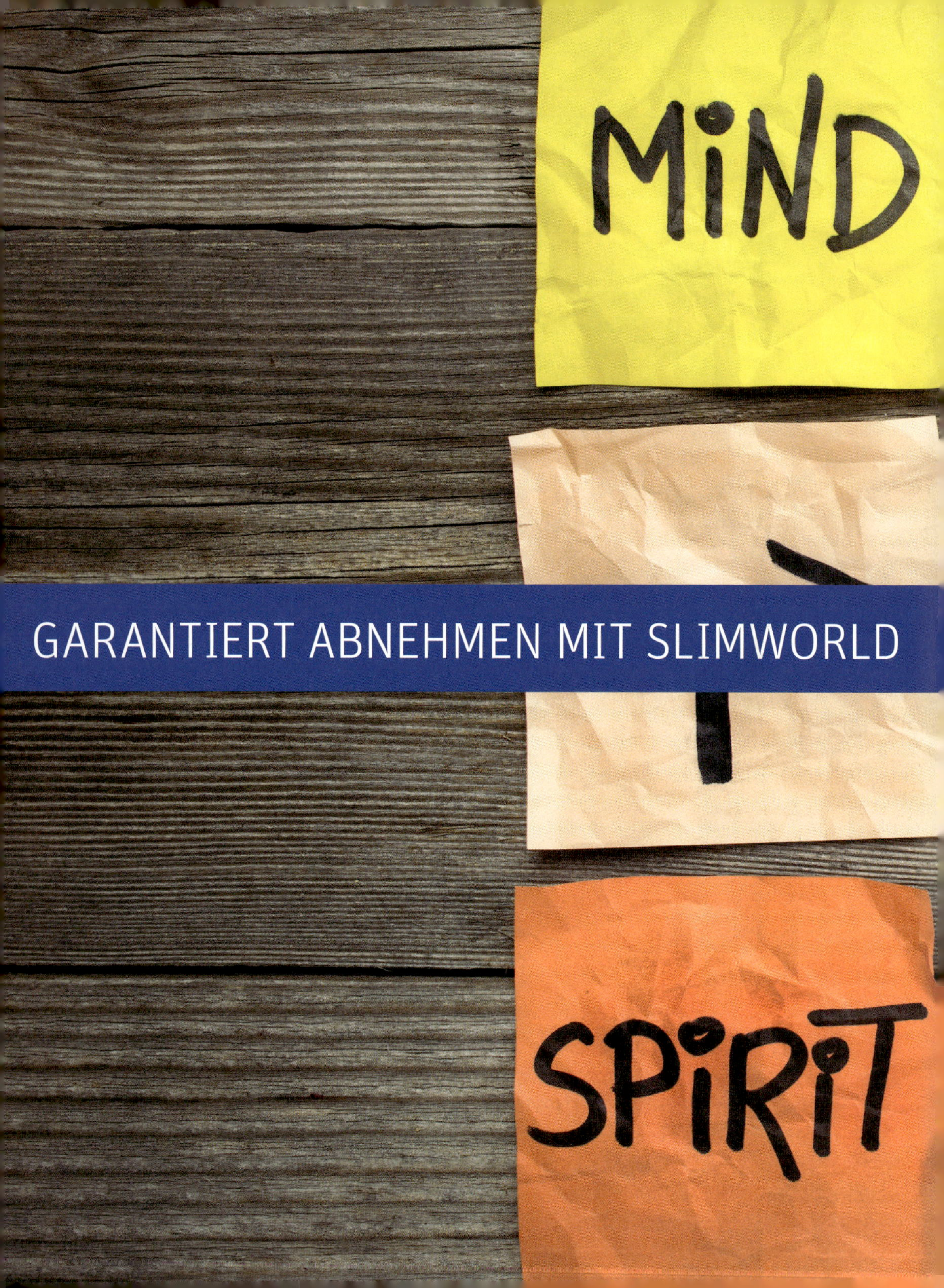

GARANTIERT ABNEHMEN MIT SLIMWORLD

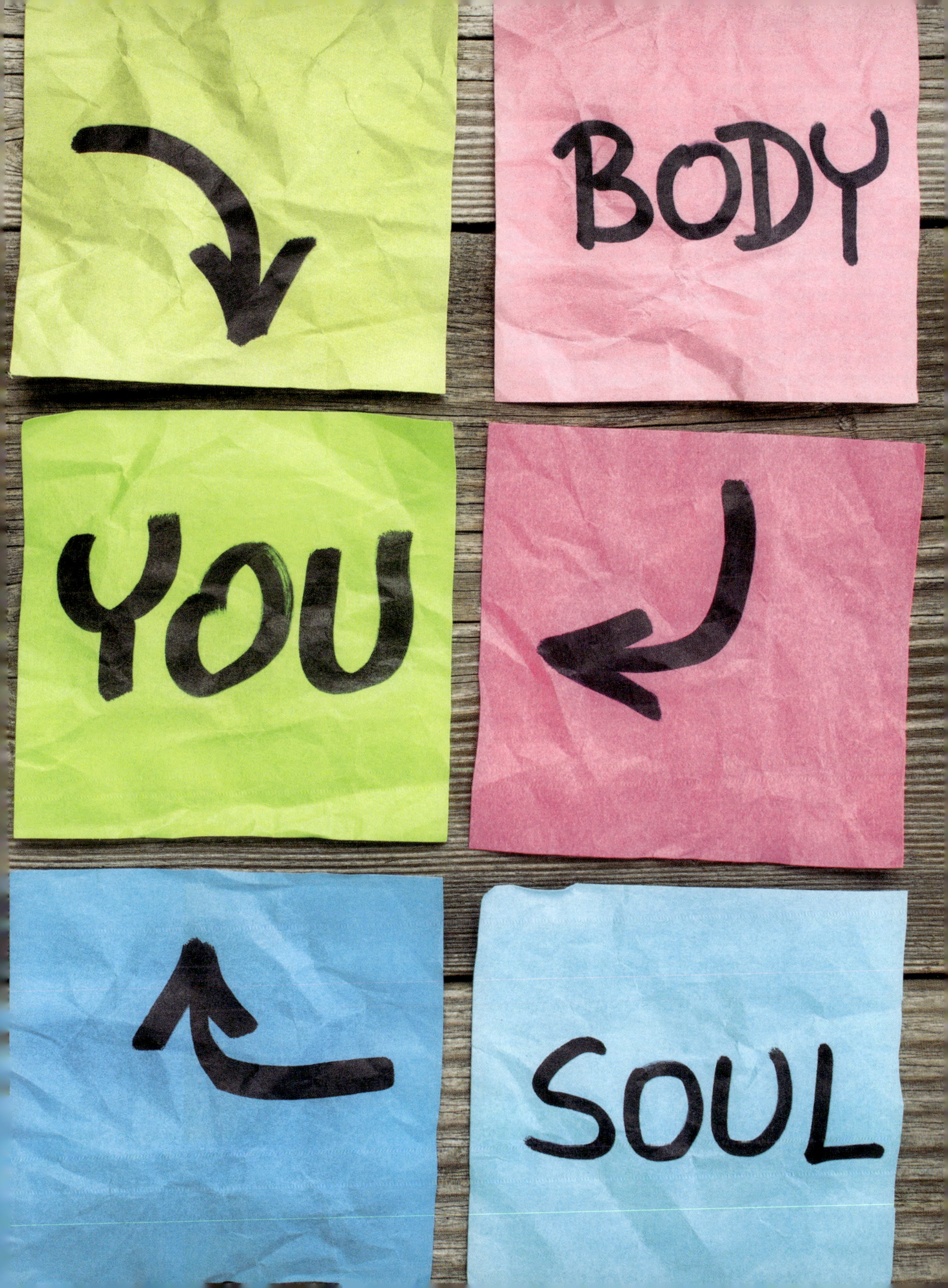
BODY
YOU
SOUL

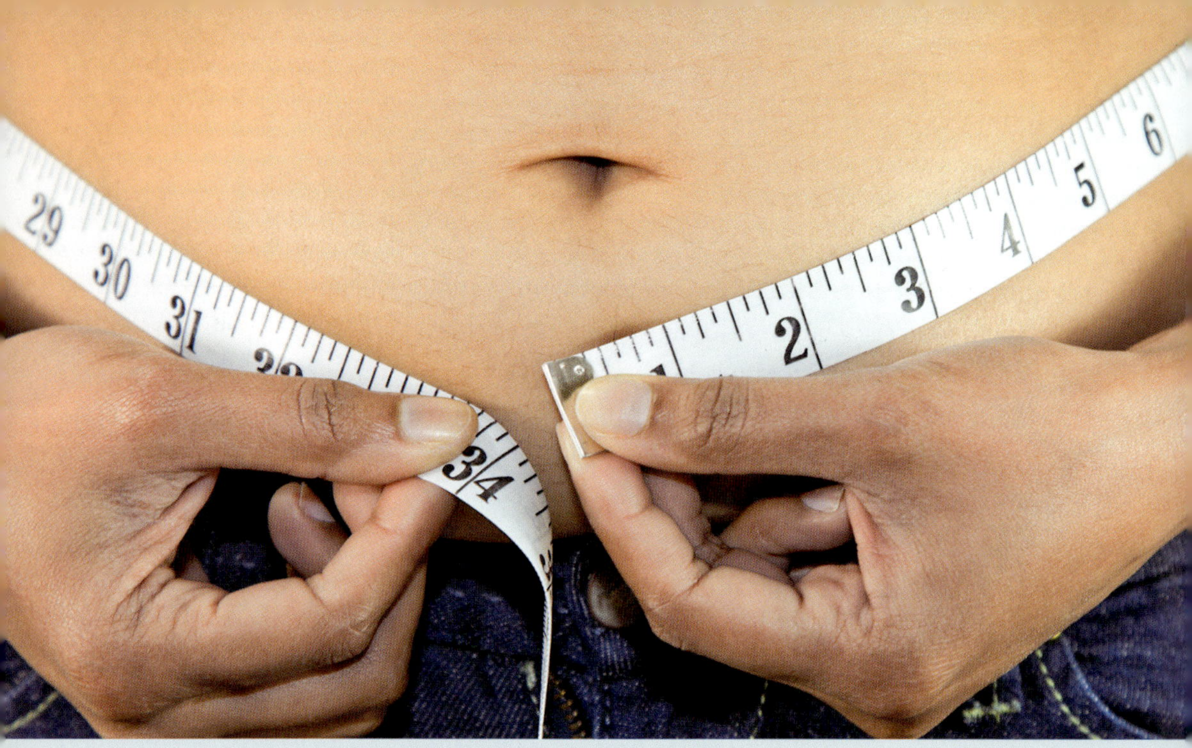

Abnehmen mit Garantie!

Sieben Punkte, die Sie einhalten müssen, damit Abnehmen garantiert funktioniert!

Sieben-Punkte-Maßnahmenplan

1 Sie sollten maximal alle fünf Stunden eine Mahlzeit zu sich nehmen. Trinken Sie während des Tages Basen-Tee, Wasser und/oder unseren *Basen-Metabol-Drink*.

2 Sie sollten das Abendessen möglichst früh am Abend einnehmen, je früher, desto besser.

3 Das Abendessen besteht hauptsächlich aus Eiweiß. Etwas Fett ist erlaubt, je weniger allerdings, desto besser. Dabei muss es sich, wenn überhaupt, um ungesättigte Fettsäuren

handeln, also keine kalt gepresste, gesättigte Fette. Kohlenhydrate sind komplett verboten. Ideal ist dabei ein *Probiotik-Eiweiß-Drink*.

4 Sie regen Ihre Hormone mit Bewegung an: Spazieren gehen, Joggen, Radfahren, Walken, Schwimmen. Am besten ist mindestens eine halbe Stunde Bewegung täglich.

5 Sie aktivieren einen Muskelaufbaureiz. Das geht auch zu Hause mit einem Mini-Krafttraining (sogar ohne Schwitzen!) oder natürlich mit ausgiebigem Fitness-Training. Dieser Muskel-Aufbau-Reiz sollte gegen Abend stattfinden.

6 Sie schlafen genügend. Ideal ist der Vormitternachtsschlaf. Die Schlafzeit kann mit Punkt 7 aber noch optimiert werden.

7 Sie aktivieren Ihren Stoffwechsel und stärken die Nachtruhe mit Kräutertees, welche aus Sicht der Traditionellen Chinesischen Medizin (TCM) den Schlaf ausgleichen.

Mit dem 7-Punkte-Plan können Sie schnell und nachhaltig Ihr Gewicht optimieren!

So nehmen Sie garantiert ab!

Um es vorwegzunehmen: Die Biologie des Körpers hat ihre klaren Grenzen. Vielleicht kann man künftig einmal die körpereigenen Vorgänge synthetisch verändern. Derzeit ist dies aber noch nicht möglich: Es gibt noch kein verzichtsloses Abnehmen. Ich würde auch dringend davon abraten. Lassen Sie die Finger von synthetischen Einflüssen. Welche Neben- und Auswirkungen einen direkten Einfluss auf den biologischen Stoffwechsel haben, lässt sich leicht erahnen. Wir wissen alle: Jede Wirkung hat auch eine Nebenwirkung.

Deshalb ist unser Credo: Nur eine natürliche und sanfte Umstellung ist vernünftig. Aus diesem Grund sollten Sie die Stoffwechselvorgänge in Ihrem Körper besser verstehen. Dies möchte dieses Buch leisten. Es geht dabei nicht um einen Anatomie-Grundkurs, sondern ausschließlich um die Passagen, die für den Stoffwechsel und die Gewichtsoptimierung relevant sind. Denn die oberste Prämisse beim Abnehmen ist: Wenn man etwas vermeiden will (Übergewicht), muss man die Parameter kennen, die für die Gewichtszunahme entscheidend sind und durch die Übergewicht entsteht. Und in unserem Zusammenhang geht es vor allem darum, unerwünschtes Übergewicht wieder zu verlieren.

Bitte nie vergessen! Jede Wirkung hat auch eine Nebenwirkung.

In diesem Buch lernen Sie Stoffwechselfunktionen, aber auch viele Wirkstoffe kennen, die wir in vielen Jahren Forschung und Entwicklung immer wieder beobachten konnten. Jedes Jahr kommen neue Systeme auf den Markt. Ich habe diejenigen zusammengefasst, die mich in meiner jahrzehntelangen Arbeit am meisten überzeugten und mit denen ich sehr gute Ergebnisse erzielen konnte.

Die Kombination von moderner Wissenschaft mit der reinen Natur und Philosophie der Regeneration (TCM) stand für mich dabei im Vordergrund. Nur weil etwas wirkt, empfehle ich es noch lang nicht. Erst durch die Anwendung und langjährige Erforschung habe ich das System von *SlimWorld* erstellt.

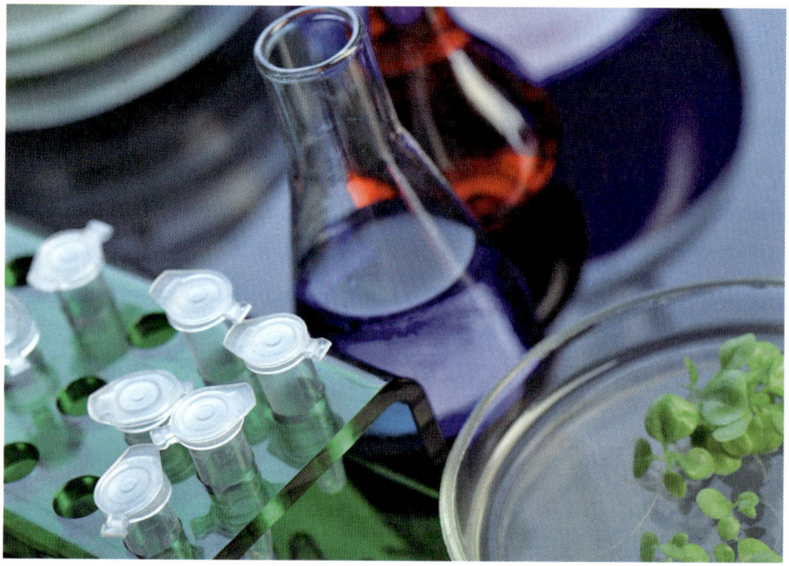

Abnehmen ohne Chemie, ohne Nebenwirkungen, ohne gesundheitsschädliche Einflüsse: das System von SlimWorld.

Viele Zehntausende Anwender haben mit meinen Drinks und Anleitungen viele Tonnen Gewicht verloren. *SlimWorld* ist sozusagen die *Krone* der Entwicklung und stellt mit den beiden Drinks und der Kombination mit den Tees eine neue Basis für den Erfolg auf. *SlimWorld* kann selbstverständlich auch ohne die empfohlenen Drinks umgesetzt werden. Die Drinks verhelfen allerdings zu Nachhaltigkeit, sind einfach anzuwenden und stellen eine Abnehmgarantie dar. Aber grundsätzlich nehmen Sie auch zu 100 Prozent ohne Drinks ab.

Es geht ohne, aber mit Nahrungsergänzungen geht es schneller und sicherer.

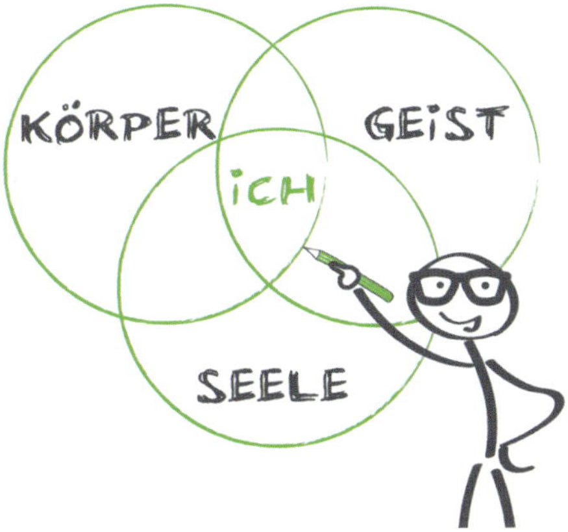

In all meinen Arbeiten hat der Baustein *Ausgleich von Body und Mind* eine zentrale Bedeutung. Es ist beim Thema Gewichtsregulation absolut entscheidend, dass man nicht nur eine Diät hält, sondern auch mit seinem Geist, seiner Zielsetzung und seiner Motivation gut klarkommt. Es ist wichtig zu verstehen, wieso man sich das *antun* will. Sie lesen richtig: *antun*. Denn bevor man sich selbst nicht im Klaren ist, wie und wieso man abnehmen will, ist alles nur eine Tortur:

> Man muss sich zwingen, weniger zu essen.
> Man muss sich runterhungern.
> Der Körper (body) wird zwar von Fett und Ballaststoff entlastet, aber der Geist, unsere Gefühle (mind) bleiben dabei auf der Strecke.

Vielleicht kennen Sie das: Diät heißt hungern, den anderen zuschauen, wie sie essen, vielleicht unter dem schmerzhaften Verlangen nach genau diesem oder jenem Essen. Das ist Zwang und bringt unseren emotionalen Zustand völlig durcheinander. Man will den Körper zwingen, der Geist jedoch stemmt sich voll dagegen.
Ich möchte Ihnen, bevor es um die Stoffwechsel-Abläufe geht, zeigen, wie wichtig es ist, sich ein klares Bild davon zu machen, wie Sie hinterher aussehen möchten und warum Sie Ihren jetzigen Zustand ändern möchten.

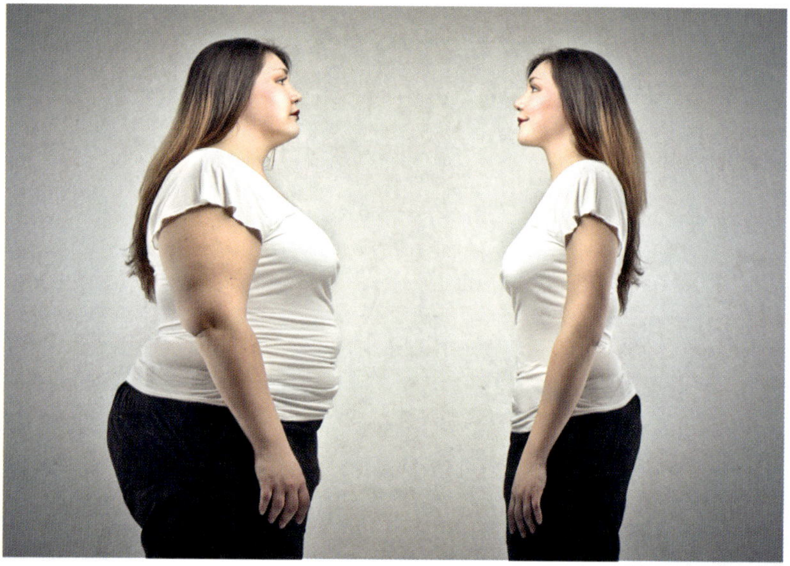

Durch mentale Optimierung werden wir schlank!

Ich will, dass Sie vor Motivation fast *platzen* und Sie es gar nicht mehr erwarten können, endlich Ihren Idealbody zu besitzen.

Dann, ja genau dann, erzähle ich Ihnen, wie Gewichtabnehmen funktioniert. Dann sind Sie bereit! Und dann verspreche ich Ihnen, auch wirklich Erfolg damit zu haben! Sind Sie bereit für die erste Lektion? Es geht jetzt um *Sie* – nicht um Ihren Körper!

Du siehst so aus, wie Du Dich Dir vorstellst

Wieso essen wir zu viel?

Wer sagt uns, was zu viel ist?

Was ist die Norm?

Was ist gesund, was macht dick?

Welches Ernährungssystem ist das beste?

Wieso bin ich müde und schlapp?

Fragen, die wohl zu keinem Ende führen. Es gibt noch viele mehr, die wir uns im Zusammenhang mit der Gewichtsregulation stellen können.

Aufgabe: Bitte konzentrieren Sie sich!

Denken Sie jetzt bitte mal nicht an einen Elefanten! Nicht! An keinen Elefanten denken! Keinen grauen, keinen rosaroten, einfach an keinen Elefanten denken! Haben Sie es geschafft?

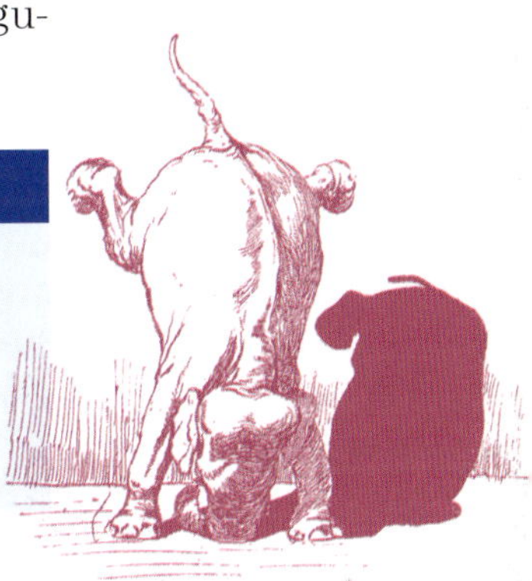

An etwas bewusst nicht zu denken, geht nicht. Denn in dem Fall, wenn Sie aufgefordert werden oder sich auch selbst ermutigen, an etwas *nicht* zu denken, müssen Sie es ja internal in ihrem Bewusstsein aktivieren. Danach negieren Sie es. Und das können wir nur mit unserem Bewusstsein: *Etwas nicht denken!* Das genau ist das Grundproblem, es nach logisch-analytischem Denken zu verneinen. Das heißt, zuerst müssen Sie sich also den *Elefanten* vorstellen, danach können Sie sich erst die Aufgabe stellen, nicht an ihn zu denken.
Ähnlich verhält es sich, wenn Sie einem kleinen Kind sagen, es solle die Hände nicht auf die heiße Herdplatte legen. Das Kleinkind kann noch nicht so logisch analytisch denken wie die erwachsene Person, die es ermahnt. *Nein* kennt das

Kleinkind noch nicht. »Da sagt Mami oder Papi, leg Deine Hände auf die heiße Herdplatte« – denn das *Nicht* kann es ja nicht wahrnehmen. Es versteht nicht, dass man etwas sagt, aber das *Gegenteil* davon meint.

Negativ denken können nur Menschen. Das müssen wir erkennen, erst dann können wir positiv denken!

Wir sagen etwas, machen uns Bilder und Affirmationen dazu. Vielleicht bilden sich schon Gerüche in der Nase, die Haare stellen sich auf, und viele andere Stoffwechselfunktionen werden aktiviert. Und jetzt erwarten wir, dass wir mit dem Wörtchen *Nein* alles ungeschehen machen können. Da macht unser Unterbewusstsein *nicht* mit.

Die Aufforderung ist klar: »Mit den Händen die heiße Herdplatte anfassen!« Wie kann man etwas erreichen, wenn man etwas Negatives assoziiert und dann nur ein *Nein* dranhängt? Darüber sollten alle Eltern einmal nachdenken. Das gilt auch für Menschen, die anderen etwas beibringen wollen. Der schlechte Weg ist: »Weg vom Problem!«, dabei wird das Problem immer stark visualisiert. Der zweite Weg ist: »Hin zum Ziel!«, dabei wird der ideale Endzustand visualisiert.

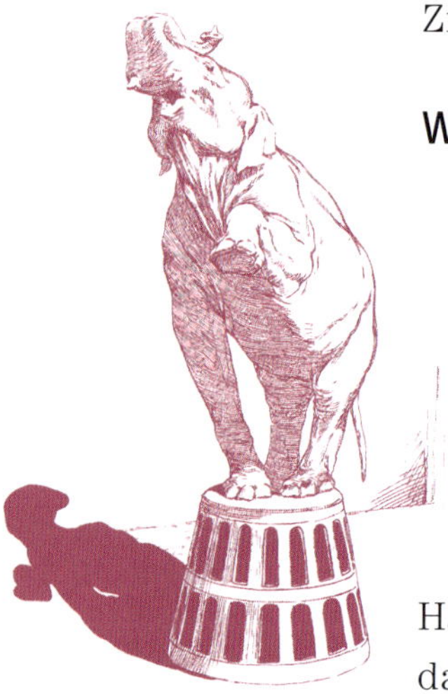

Was geschieht jetzt mit dem Elefanten?

! Er bleibt. Lang. Noch länger, wenn Sie anfangen zu hinterfragen, wieso er denn jetzt nicht weggeht. Und noch länger, wenn Sie ihn ein bisschen genauer ansehen. Wie sehen seine Stoßzähne aus, wie seine großen Ohren? Welche Farbe hat er? Ist er grau oder bräunlich?

Haben Sie den Elefanten schon weggeblendet oder ist er noch da? Und schon fangen andere Gedanken an zu kreisen: Ich habe den Elefanten in Afrika auf der Safari gesehen. Oder: Über dem Bett meiner Tochter hängt ein Bild von einem Elefanten. Oder: Ich habe das Bild von einem Elefanten aus dem Fernsehen, von »Benjamin Blümchen« und vieles mehr.

Mit diesem einfachen Beispiel wollte ich zeigen, dass sich niemals etwas auflösen lässt, wenn man es zu verdrängen sucht. *Zu dick?* Wenn Sie sich das Ziel setzen, Gewicht zu verlieren und sich dabei fragen:

> Wieso bin ich so dick?
> Wieso kann der so viel essen und bleibt dünn?
> Diese Frau sieht im Gegensatz zu mir klasse aus.

Dann wird nur eines geschehen: Es geht in der Spirale abwärts. Wir kommen etwas weiter unten dann genau zu dem Thema: Wie konditioniere ich mein Hirn so, dass ich ein Ziel klar vor Augen habe und dieses Ziel auch erreiche?
Bevor Sie überhaupt eine Diät in Erwägung ziehen, müssen Sie sich bewusst werden, was Sie wollen. Positiv, also hin zu, ein Ziel vor Augen. Das heißt: Visualisieren Sie, wie Ihr Wunschbody aussehen soll.

Erst wenn Sie genau wissen, wie Sie aussehen möchten, werden Sie es erreichen!

Garantieversprechen

Dieses Buch ist eine Anleitung, wie Sie erfolgreich Ihr Gewicht regulieren können. Dazu gibt es viele Tipps, Anleitungen und Beschreibungen, wann Sie was und wie einnehmen und kombinieren sollen.
Damit komme ich zu meinem Garantieversprechen: Wenn Sie mir glaubhaft versichern können, dass Sie trotz der Einhaltung dieses Programmes und trotz erhöhtem BMI (Body-Mass-Index) nicht abgenommen haben, bringen Sie dieses Buch innerhalb von einem Jahr mit Ihrer Rechnung oder dem Kassenzettel zurück, und Sie erhalten den vollen Verkaufspreis erstattet!

Einzige Voraussetzung dafür, dass das System auch wirklich funktioniert, ist, sich an die Vorgaben zu halten. Sollte sich bei Ihnen kein Erfolg einstellen, bitte ich Sie, mich unbedingt darüber zu informieren. Ich bin immer sehr an Erfahrungen interessiert. Bis heute kenne ich niemand, der mit dem Programm nicht wirklich abgenommen hat, vorausgesetzt, es ist ein Übergewicht vorhanden. Wenn sie bei einer Körpergröße von 1,70 m anstelle von bisherigen 55 Kilogramm lieber nur 54 Kilogramm auf die Waage bringen möchten, kann ich Ihnen keine Garantie geben. Ob es in diesem Fall sinnvoll ist, abzunehmen, lassen wir einmal offen. Wenn Sie bei einer Größe von 1,70 m statt 120 Kilogramm lieber nur 80 Kilogramm wiegen würden, dann garantiere ich Ihnen, dass Sie viele Kilos wegschaffen können. Ob es dann exakt 80 Kilogramm auf der Waage werden, lassen wir auch noch offen. Aber es werden viele Pfunde purzeln.

Viel wichtiger als eine Garantie ist es, dass wir uns darüber einig sind, ob Sie überhaupt Gewicht verlieren wollen oder sogar sollen. Und ferner: Warum wollen Sie abnehmen?

Oft heißt es dann, wegen meiner Gesundheit, oder: Damit ich besser aussehe, oder: Wegen meines Partners.
Tatsache ist, dass es eigentlich vor allem um die vielen Blicke und dummen Bemerkungen geht, die irgendwann stressen. Stress ist ungesund und unangenehm. Ich möchte Ihnen helfen, diesen Stress zu verlieren.

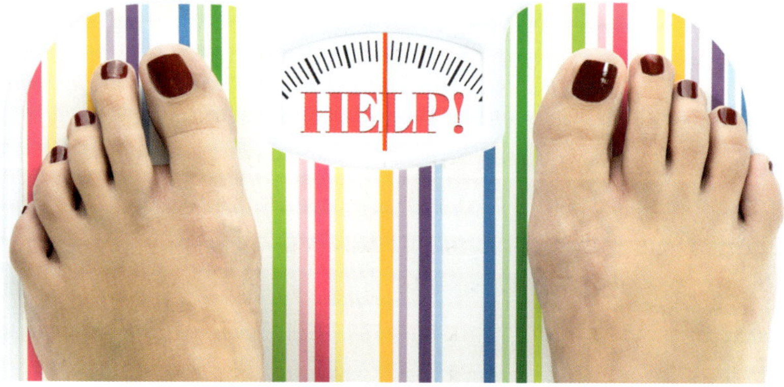

Die Kilogramm auf der Waage sind gar nicht wichtig. Es ist die Optik, die den Unterschied macht!

Wieso sind Sie übergewichtig geworden?

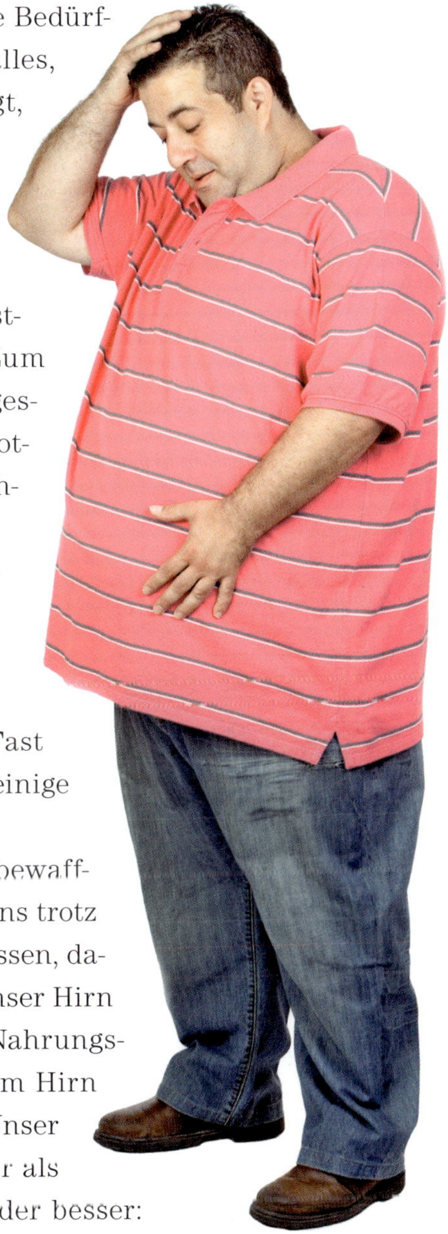

Ob wir übergewichtig werden oder nicht, ist nicht die Schuld unseres Magens oder des Darms. Dafür verantwortlich ist ausschließlich unser Gehirn. Denn alle Körperfunktionen werden zu 100 Prozent vom Gehirn gesteuert, alle Bedürfnisse, Signale, Stoffwechselinformationen, alles, was zu unserer Biochemie des Körpers beiträgt, wird hier gesammelt und ausgewertet. Und dann wird darüber entschieden, was mit welchem Stoff zu geschehen hat oder welche Aktivitäten gestartet werden sollen.

Unser Hirn, insbesondere unser Unterbewusstsein, steuert dies alles ganz automatisch. Zum Glück, sonst würden wir wohl das Atmen vergessen und alles andere, was sonst noch lebensnotwendig ist. Dies ist eine wunderbare Einrichtung!

Ob etwas lebensnotwendig ist, wird von unserem Hirn aufgrund der Lernerfahrung der letzten Jahrmillionen entschieden. Natürlich lernt das Hirn weiter. Aber die Basis aller Steuerfunktionen ist uralt. Die Umstellung auf Fast Food, Handy, Computer und Autos wird noch einige Tausend Jahre dauern.

Ob wir vor einem Raubtier flüchten oder uns bewaffnen müssen, sei dahingestellt. Aber dass wir uns trotz Nahrungsüberflusses kein Depot aufbauen müssen, darüber dürften wir uns einig sein. Da könnte unser Hirn lernen loszulassen. Denn wir leben in einem Nahrungsüberfluss. Und genau das müssen wir unserem Hirn beibringen. Dazu müssen wir es umschulen. Unser Gehirn soll den Eindruck bekommen, dass wir als Endresultat schlank und rank sein sollen. Oder besser:

Wir *sollen* nicht, wir *sind* schlank und rank. Das Gehirn muss verstehen, dass es viel zu viel zu essen gibt und wir uns dafür auch nicht anstrengen müssen, außer an der Kasse im Supermarkt anzustehen.

Unser Hirn braucht zum Steuern einen Endzustand. Nicht vielleicht und auch nicht, es wäre schon gut, wenn ... Nein, das Ziel muss klar und deutlich sein! Es muss in unserem Geist fest verankert werden.

Stoffwechsel-steuertechnisch ist unser Hirn noch in der Steinzeit!

Den Rest besorgt unser Stammhirn, das in zwei Bereichen das Sättigungs- und Hungergefühl steuert. Hier laufen alle Informationen des Körpers zur Nahrungsaufnahme und gesamten Verdauung zusammen. Hier wird entschieden, ob man genug hat oder nicht.

Und es ist genug, wenn unser Unterbewusstsein merkt, dass der Körper schon viel zu füllig ist und derzeit gar nichts benötigt. Dann stellt es das Hungergefühl ab.

Kennen Sie Fressattacken?

! Fressattacken entstehen meist aus Frust oder Langeweile. Sobald unser Hirn das Ziel hat, einen gesunden, schlanken Körper zu formen, ist es kein Problem, hier zu stoppen. Nicht, wenn unser Sättigungsreflex praktisch auf Eis liegt und es für das Stammhirn keine Motivation gibt, aufzuhören.

Wir kennen aber auch das Gegenteil: Ein Bekannter von mir ist Spitzensportler. Er benötigt nach Messungen täglich 8.000 bis 9.000 kcal für seine Verbrennung. Und er hat dauernd Hunger. Egal, wann und wo: Er braucht ständig etwas Knabberfähiges. Man hat das Gefühl, er kennt gar keine Sättigung. Wie auch, wenn sein Hirn förmlich nach Nahrung schreit.

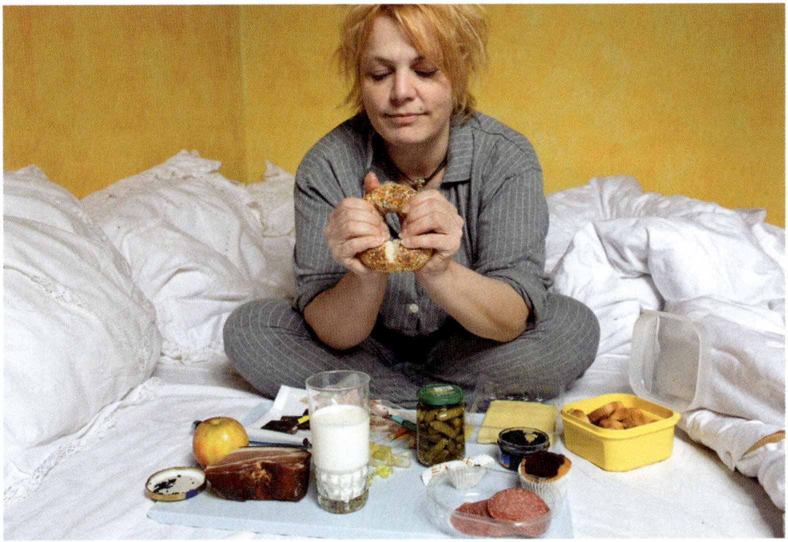

Fressattacken haben mit Ihren frühesten Gefühlen zu tun, als Sie auf die Welt kamen und aus Selbstmitleid zu weinen begonnen haben.

Wieso aber macht es das auch bei dicken Menschen?

Das Hirn macht das aber nicht einfach so. Bei Übergewichtigen kommt nämlich der Reflex des Selbstmitleides ins Spiel. Selbstmitleid empfindet übrigens jeder. Das ist Ihr erstes Gefühl, welches Sie wahrgenommen haben, als Sie auf die Welt gekommen sind. Durch Selbstmitleid haben Sie begonnen zu weinen. Sie haben sich selbst leidgetan.

Ein Reflex, der absolut sinnvoll ist. Aber durch übermäßiges und schlechtes Essen unser Selbstmitleid trösten zu wollen, ist komplett falsch. Und trotzdem stellt es die am meisten genutzte Regulierung gegen Selbstmitleid dar. Und warum ist das so? Weil wir süchtig sind.

Und inwiefern sind wir süchtig, obwohl wir weder rauchen noch trinken noch Halluzinogene nehmen. Und doch sind wir süchtig. Weil wir Opiate zur Beschwichtigung unseres Selbstmitleids benutzen.

Während des Essens produzieren wir bekanntlich Speichel. Und unser Speichel enthält eine milde Form eines natürlichen Opiats, sogenanntes Opiorphin. Dieses Opiorphin ist unter anderem ein natürliches Schmerzmittel, das wir bei der täglichen Nahrungsaufnahme zu uns nehmen. Wenn wir nun essen und Speichel produzieren, stellt sich ein wohliges Gefühl ein. Und je mehr Speichel produziert wird, desto mehr von diesem Opiorphin konsumieren wir. Viel Speichel wird vor allem bei kurzkettigen Kohlenhydraten gefördert, zum Beispiel bei Süßem. Das ist auch der Grund, wieso Schokolade allgemein als Seelentröster eingesetzt wird.

Wir können Glückshormone selbst steuern!

All das ist legitim und verständlich. Es ist unsere *hauseigene Rauschgiftplantage,* direkt in unserem Mund. Und dieses Hormon, das wir im Mund produzieren, benötigen wir unbedingt. Aber eben nur in Maßen. Wenn wir essen müssen – vor allem Süßes –, damit es uns endlich einmal gut geht und wir uns wieder wohlfühlen können, dann stimmt bei uns sicher einiges nicht.

Positive Glückshormone produzieren wir auch dann, wenn wir uns mental wohlfühlen. Und damit sind wir wieder bei der Einstellung, also beim oben beschriebenen Beispiel mit dem Elefanten. Durch positive Affirmationen kann ich Glückshormone ausschütten, welche deutlich stärker sind als Schokolade. Auch Bewegung kann zu Glücksgefühlen füh-

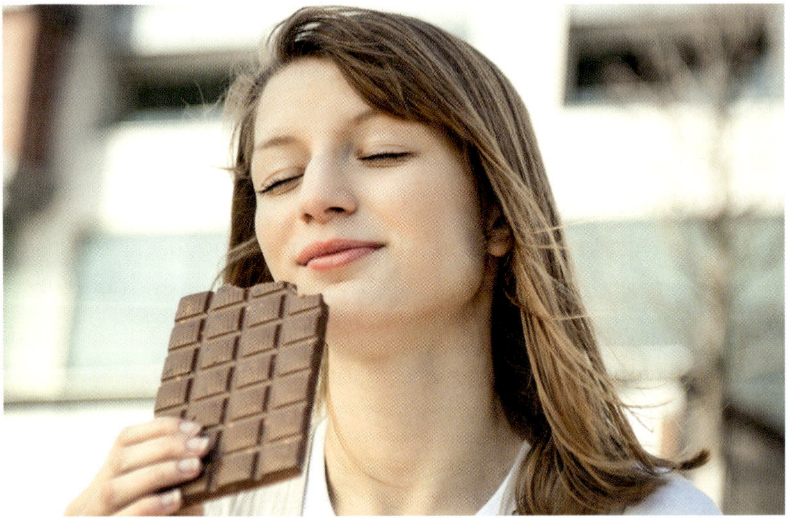

Wieso ist Schokolade ein guter Seelentröster? Wegen des Rauschmittels!

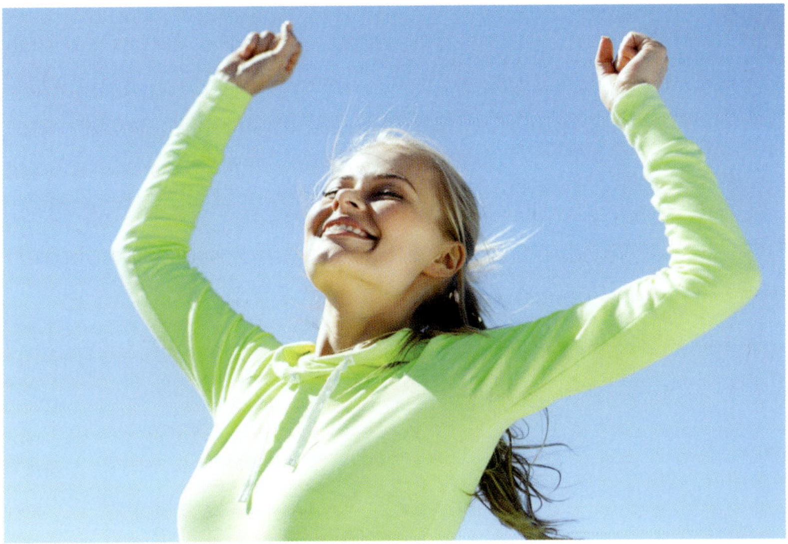

Beim Laufen schüttet der Körper Glückshormone aus, sogenannte Endorphine.

ren. Ein Marathonläufer kann Ihnen bestätigen, dass er nach den ersten 15 bis 30 Minuten Laufzeit, in denen er noch mit seinem Willen laufen muss, plötzlich einen Flash durch Ausschüttung von Glückshormonen bekommt und danach wie auf Wolken mit einem Grinsen im Gesicht läuft. Bis dann der Körper wirklich schlapp ist. Dann nützen alle Hormone nichts mehr. Dann muss der Wille wieder über den Körper siegen. Als ich noch Marathon gelaufen bin, war ich immer der Überzeugung, ich laufe genauso lang, wie ich danach süchtig bin. Sobald das Glücksgefühl verschwindet, höre ich auf. Natürlich habe ich mich damit selbst belogen, denn bei einem Volksmarathon gibt niemand freiwillig auf. Dann kommt der Kampfgeist. Während der Trainingseinheiten war das so. Und wenn man fit ist und nach 80 km Laufen immer noch grinst, kann man kaum anders als weiterzulaufen. Dann ist man süchtig.
Um zu einer ganzheitlichen Gewichtsregulation zu kommen, ist es notwendig, die negativen Gedanken in positive zu verwandeln. Dazu müssen Sie klare Ziele formulieren und eine *Erfolgsstrategie* definieren. Also nicht *weg* vom Übergewicht, sondern hin zum Idealbody, zum Idealgewicht.

Aufgabe

Kopieren Sie die Liste oder übertragen Sie die Tabelle auf einen Zettel.

Schreiben Sie sich bitte auf, was Ihnen an Ihrem Körper nicht gefällt. Verwenden Sie die hier unten abgebildete Vorlage. Zuerst ganz links der Bereich *Bauch, Hüfte,* dann bitte die Tabelle rechts ausfüllen. Also zum Beispiel: »Bauch zu groß, Hüfte zu breit, Hängebrust, Doppelkinn, Po zu klein ...« was auch immer.

Liste Körperkontrolle		
Oberkörper	**Das wäre ideal**	**Das ist nicht ideal**
Unterkörper	**Das wäre ideal**	**Das ist nicht ideal**

Schreiben Sie alle negativen Punkte untereinander auf, und lassen Sie die linke Spalte frei, um anschließend die gewünschten Veränderungen zu notieren. Sie sollten auch Ihre Geschlechtsorgane mit einbeziehen. Wer weiß, vielleicht bekommen Sie ja sogar wieder Spaß am Sex. Lassen Sie sich von sich selbst überraschen. Übrigens sind Sexualhormone absolute Turbo-Gewichtsregulierer!

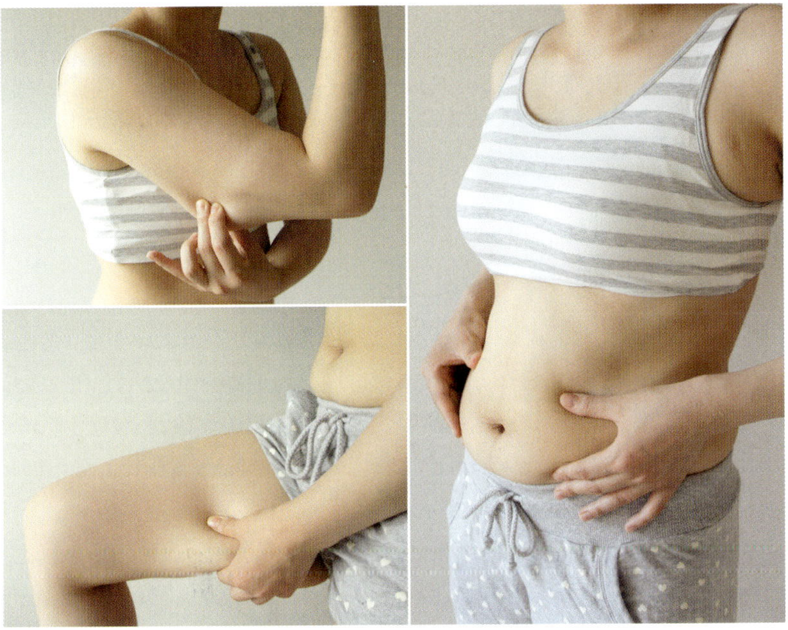

Untersuchen Sie doch einmal alle Ihre Körperstellen, die Sie sonst nicht so beachten oder die Sie bewusst nicht wahrhaben wollen.

Haben Sie sich *gewissenhaft* alle Details angesehen? Die hängenden Oberarme, die Krampfadern. Wenn Sie nichts vergessen haben, gehen Sie Punkt für Punkt die Liste durch.
Sie werden nun jeden einzelnen Punkt, jede Körperstelle ganz genau untersuchen. Es reicht bildlich, visuell, internal. Sie können sich aber auch vor den Spiegel stellen und ausgiebig studieren.
Bei jedem Punkt analysieren Sie den *Ist-Zustand* ganz genau und planen den *Ideal-Zustand*. Der Ideal-Zustand wird dann in der linken Spalte notiert.

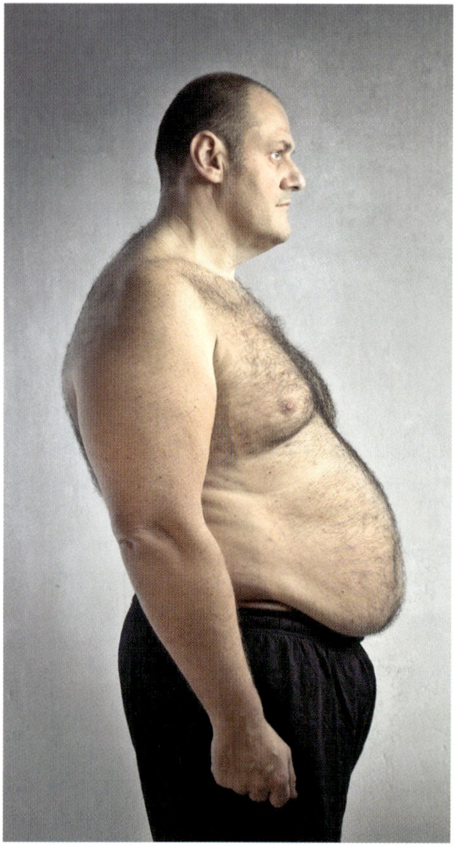

Nicht sexy? Veränderung ist angesagt! Und dafür ist es nie zu spät.

Beispiel: Der Bauch ist zu dick

Ist-Zustand rechts: 96 Zentimeter Umfang, unter dem Bauchnabel ist die Haut etwas schlaff; sie hängt; es haben sich Querstreifen gebildet; unter der Bauchmuskulatur haben sich Fettablagerungen angesammelt; die Hautfarbe ist weiß und fahl (einen solchen Bauch zeigt man auch nicht im Schwimmbad. Und wie soll er dann braun werden?).

Ideal-Zustand links: 75 Zentimeter Umfang, der Bauch ist flach mit starker Bauchmuskulatur und von brauner Hautfarbe.

Beispiel: Doppelkinn

Ist-Zustand: Umfang 41 Zentimeter, wenn der Kopf ganz zur Brust gesenkt wird, wird das Doppelkinn weiter herausgedrückt, als das Kinn lang ist. Das Doppelkinn ist labberig und weich.

Ideal-Zustand: Umfang 32 Zentimeter; wenn der Kopf abgesenkt ist, ist das Doppelkinn nicht zu sehen. Bei geradem Blick ist die Kontur vom Kinn zum Hals ideal, die Haut ist straff und vital.

Bitte alle Details *genau* beschreiben! Achten Sie vor allem darauf, Ihre Ideal-Wünsche exakt zu formulieren. Und bei allen Bildern sollten Sie realistisch bleiben. Die Füße von Größe 36 auf 40 zu vergrößern, ist nicht möglich. Aber dass die Füße geschmeidig sind, die Fußsohlen rosafarben und die Knöchel schlank, der Bauch straff, die Hüften wohlgeformt, die Oberschenkel schlank, die Brust straff, das ist alles möglich, sofern Sie das deutlich visualisiert haben.

Aufgabe

Falten Sie nun Ihren Zettel so, dass die rechte Seite, also der *Ist-Zustand,* nicht sichtbar ist. Sie sehen jetzt nur die linke Spalte mit dem Ideal-Zustand.

Nun setzen Sie sich gemütlich hin und visualisieren alle Ihre Körperdetails noch einmal. Aber *nur* die Ideal-Zustände, Aussage für Aussage.

Nun schauen Sie sich Ihren Oberkörper genau an: Kopf, Arme, Torso. Wie sieht er idealerweise aus? Sind Sie begeistert?

Nun den Unterkörper: Gesäß, Hüften, Genitalbereich, Oberschenkel, Waden, Füße. Sind Sie damit zufrieden? Oder möchten Sie gleich nachbessern? Was fehlt Ihrer Meinung nach zur Perfektionierung?

Jetzt sehen Sie sich ganz an. Wie sieht jetzt Ihr Idealkörper aus? Sind Sie schon ein Fan von sich selbst? Haben Sie Freude daran? Gefällt Ihnen Ihr neuer Traumkörper?

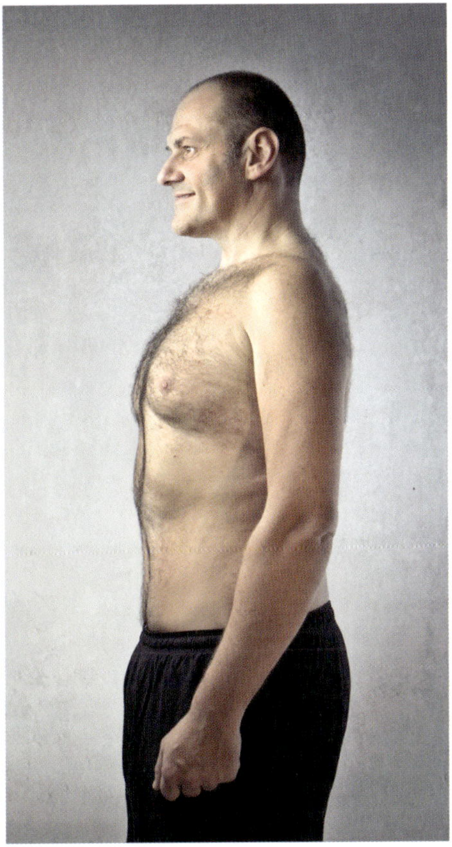

Sie müssen sich »schön denken« – damit überlisten Sie Ihr Hirn.

Bitte prägen Sie sich nun dieses Bild ganz kräftig ein. Mit allen Facetten. Drehen Sie den Körper rundherum, hin und her, und schauen Sie sich alles an, was Sie und wie Sie sein werden. Lassen Sie sich dabei Zeit!

Es ist sehr wichtig, dass wir diesen Punkt korrekt abschließen. Um Ernährung, Eiweiß, Insulin usw. soll es weiter unten gehen (→ Seite 36ff.). Das Wissen nützt Ihnen nichts, wenn Ihr Stammhirn nicht weiß, wieso es plötzlich abnehmen soll. Es ist doch Nahrungsüberflusszeit. Das Hirn will sammeln. Es hat noch nicht verstanden, dass die Steinzeit vorbei ist. Wir müssen ihm das jetzt beibringen!

Jetzt geht's los

Prägen Sie sich dieses Bild nun ganz fest ein! Und setzen Sie sich nun einen Anker! Merken Sie sich einen Gegenstand, den Sie täglich mehrmals sehen, oder eine Situation, die Sie täglich erleben. Dieser Gegenstand oder diese Situation soll Ihnen nun täglich Ihren Idealbody vor Augen halten, immer wieder, und Ihnen dabei ein Lächeln auf Ihre Lippen und ein Strahlen in Ihre Augen zaubern. Ihre Umgebung wird das bei Ihnen wahrnehmen. Sie werden sich wohlfühlen und eine tolle Ausstrahlung haben. Sie werden von Ihrer Umgebung darauf angesprochen. Sie werden Erfolg haben!

Wie Ihr persönlicher Anker aussieht, überlasse ich Ihnen. Vielleicht ist es der Kaffee, den Sie sich täglich ein paarmal gönnen. Jedes Mal, wenn Sie eine Kaffeetasse in die Hand nehmen, macht es *tsching* – und das Bild ist klar und deutlich vor Ihnen! Bei 3 bis 4 Tassen Kaffee täglich sind das 15 bis 20 Kaffeetassenberührungen und somit 15- bis 20-mal die Bildwiederholung. Oder nehmen Sie Ihren Schlüssel, den Sie öfter in der Hand haben, oder die Haustürklinke oder den Telefonhörer, wenn Sie mehrmals täglich telefonieren, oder das Lenkrad Ihres Autos.

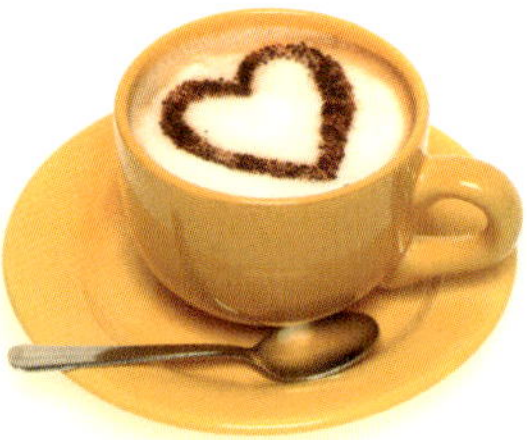

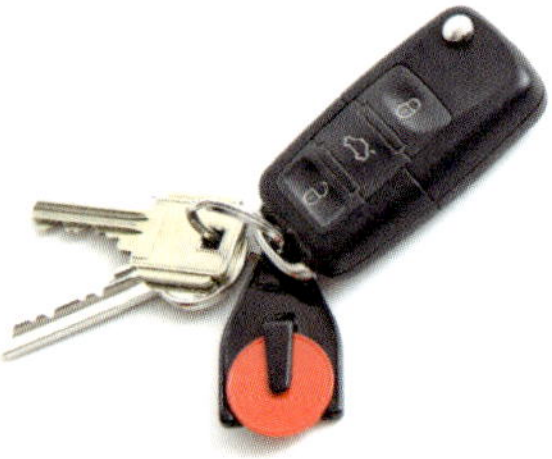

Trainieren Sie die ersten Tage dieses Bild wirklich, um Ihren Reiz zu aktivieren. Heute wird es noch automatisch gehen. Morgen verblasst das Bild schon ein wenig. Aktivieren Sie es morgen aber wieder erneut, dann übermorgen, dann in drei, vier oder fünf Tagen. Es dauert sieben Tage, eine ganze Woche, bis sich das Bild fest in Ihrem Stammhirn als Eiweißbaustein eingeprägt hat. Bis dahin ist es nur latent vorhanden, sozusagen als elektrischer Impuls. Wir wollen aber in Ihrem Hirn einen Ideal-Body-Baustein implementieren! Ihr Hirn soll die totale Motivation und den kompletten Ansporn bekommen, aus Ihrem jetzigen Körper Ihren Ideal-Körper zu kreieren.

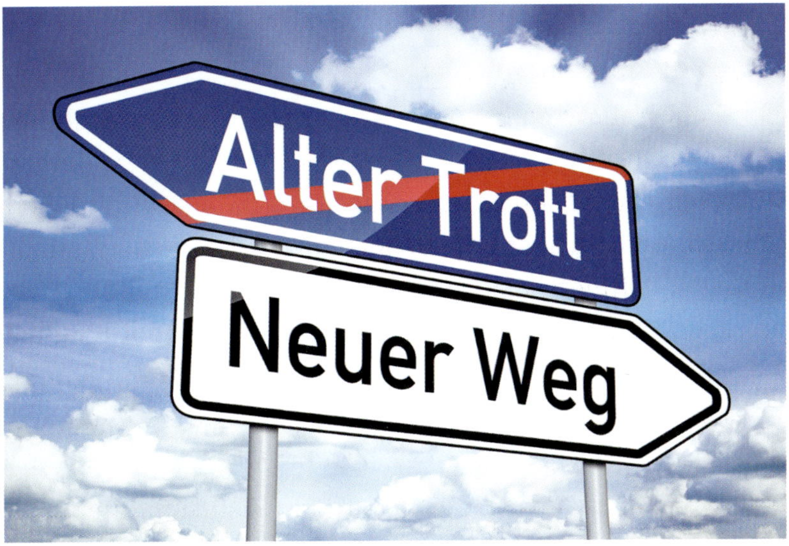

Jeder Anfang ist schwer, vor allem, wenn man sich schon seit längerer Zeit damit beschäftigt hat, etwas in seinem Leben zu verändern. Welcher Weg ist der richtige?

Der Weg

Wie das geht, zeige ich Ihnen nun anhand von Ernährungsgrundlagen. Jetzt habe ich auch Lust darauf, denn jetzt wende ich mich direkt an Ihr Stammhirn, welches gierig darauf wartet, Tipps zu bekommen, auf welche Weise sich das Ziel schnell erreichen lässt.

Also *Kaffeetasse, Elefant:* Jetzt geht es zu den Fakten im Bereich Ernährung, Biochemie und TCM. Viel Spaß mit Ihren Träumen und Ihrem Super-Body diese Nacht.

Einfaches Abnehmen und der böse Wolf

Um Gewicht zu verlieren, gibt es einen Grundsatz: Weniger Energie aufnehmen als verbrauchen. An diesem Grundsatz gibt es definitiv nichts zu rütteln. Auch wenn jemand verspricht, dass man *fressen* könne und mit einer Wunderpille oder Ähnlichem dann abnehme, dann stimmt das so auf keinen Fall. Außer jemand würde es tatsächlich hinbekommen, den Energieverbrauch im Körper derart zu steigern, dass die

Bilanz trotz vielen Essens positiv ausfällt. Das heißt, trotz viel Essen Gewicht abzunehmen oder bei idealem BMI das Gewicht zu halten. Die Frage ist dann aber, ob der Körper dies nicht auf irgendeine Weise wieder kompensieren würde. Was erwartet mich bei dieser Art der nicht biologischen Stoffwechselankurbelung? Sind Krankheiten anderer Art die Folge?
Es gibt tatsächlich einige Möglichkeiten, seinen Energiehaushalt anzukurbeln und mehr Kalorien zu verbrauchen, als es gerade der Fall ist, ausgenommen, Sie sind bereits ein Spitzensportler. Denn dann dürfte Ihre Energiebilanz ohnedies schon ideal sein. Aber ich nehme an, dass Sie kein Spitzensportler sind, weil Sie sich sonst kaum die Zeit nehmen würden, sich mit diesem Abnehmprogramm zu beschäftigen.

Wege, sein Gewicht zu reduzieren

Um erfolgreich sein Gewicht zu optimieren, gibt es verschiedene Wege:

- ✔ Ein aktiver Marathonläufer werden. Das geht. Ich wünsche Ihnen bei diesem Vorhaben viel Vergnügen. Es ist eine tolle Sache. Allerdings nicht für jeden geeignet.
- ✔ Die Ernährung reduzieren. Nur einfach weniger essen ist dumm. Denn damit würde lediglich der Jo-Jo-Effekt aktiviert, und kaum hätten Sie die ersten Pfunde verloren, kämen diese mit ein paar Freundes-Kilos wieder auf die Rippen. Es ist also eine schlechte Idee, nur eine Spar-Diät halten zu wollen.
- ✔ Die moderne Wissenschaft zeigt uns, wann was wie kombiniert werden soll, damit der Stoffwechsel in die Höhe geht und vor allem die Regenerationsphase aktiv ist, in der normalerweise Fett verbrannt wird. Das klingt gut, und genau das möchte ich zeigen.
- ✔ Wir machen einen Schritt weiter und machen uns Gedanken zur TCM. Da spricht man von Mitte-Schlacke-Feuchtigkeit, erloschenem Verdauungsfeuer und ähnlichen Bildern. Wichtige Grundfunktionen, um langfristig eine Regulation herbeizuführen.

Am besten, wir kombinieren modernes Wissen mit traditioneller Weisheit, paaren das Ganze mit einigen Ideen zur Nahrungsergänzung aus unserer Forschung und runden es mit viel Genuss und Geschmack ab. Das ist unser Weg. Bevor Sie nun aber mit Ihrer Kur oder Diät starten, sollten Sie einiges über die Funktionen der Fettverbrennung wissen.

Eine Diät muss glücklich machen, nur dann motiviert sie uns auch.

Zunächst muss der IST-Zustand Ihres Körpers festhalten werden. Dazu verwenden Sie die mitgelieferte Tabelle. Die Kontrolle Ihres Gewichts und die damit verbundene Visualisierung Ihrer Erfolge sind ein Erfolgsgarant und von entscheidender Wichtigkeit. Die Daten sind ausschließlich für die persönliche Kontrolle gedacht, außer Sie wollen in einer Gruppe dazu Stellung nehmen. Das kann als Motivationsschub durchaus von Nutzen sein. Nach einer erfolgreichen Diät werden Sie diese erste Liste gerne zur Hand nehmen und voller Stolz herumzeigen. Verwenden Sie für die Eintragung die herausnehmbaren Tabellen, damit Sie diese kopieren und zu Hause aufhängen können. Sie brauchen pro Monat eine Tabelle. Platzieren Sie sie am besten gleich neben der Waage, damit Sie die tägliche oder wöchentliche Eintragung auch ja nicht vergessen!

Berechnung des BMI

Der Body-Mass-Index ist eine messbare Zahl, um Ihr Gewicht zu bewerten. Er gibt einen guten Vergleich Ihres Gewichtes in Proportion zu Ihrer Körpergröße im Verhältnis zu Ihrem Geschlecht im Vergleich zu Ihrem Alter. Der BMI wird folgendermaßen berechnet:

Gewicht geteilt durch die Körpergröße im Quadrat.

$$\text{BMI} = \frac{\text{Körpergewicht (kg)}}{(\text{Körpergröße [m]})^2}$$

Körpergröße mal zwei (z. B. 1,70 x 1,70 = 2,89), dann Gewicht in kg geteilt durch oberes Resultat (z. B. 80 kg : 2,89 = BMI 27,68)

Zuerst rechnen Sie die Körpergröße hoch zwei. Sind Sie also beispielsweise 1,70 Meter groß, dann lautet die Rechnung: 1,70 x 1,70 = 2,89.

Als Nächstes nehmen Sie Ihre Körpergröße und teilen diese durch das Ergebnis der ersten Rechnung. Gehen Sie beispielsweise von 80 Kilogramm Körpergewicht aus, lautet die Rechnung: 80 : 2,89 = 27,68. Das ergäbe dann einen BMI von 27,68.

Tabelle zur BMI-Berechnung

Körpergewicht in kg	Körpergröße in cm										
	150	155	160	165	170	175	180	185	190	195	200
110	48	45	43	40	38	36	34	32	30	29	27
105	46	43	41	38	36	34	32	31	29	28	26
100	44	41	39	37	34	33	31	29	28	26	25
95	42	39	37	35	33	31	29	28	26	25	24
90	40	37	35	33	31	29	28	26	25	24	23
85	38	35	33	31	29	28	26	25	24	22	21
80	35	33	31	29	28	26	25	23	22	21	20
75	33	31	29	27	26	25	23	22	21	20	18
70	31	29	27	26	24	23	22	21	20	19	18
65	29	27	26	24	23	21	20	19	18	17	16
60	27	25	24	22	21	20	19	18	17	16	15
55	25	23	22	20	19	18	17	16	16	15	14
50	22	21	20	19	18	17	16	15	14	13	13
45	20	19	18	17	16	15	14	14	13	12	12

Nicht bei jedem Menschen gelten die gleichen Werte. Halten Sie sich an folgende Grundregeln:

Bei einem BMI unter 18,5 gelten Frauen und Männer als untergewichtig.

- Ein BMI zwischen 18,5 – 20 ist für Frauen in Ordnung, für Männer noch tendenziell untergewichtig.
- Ein BMI von 20 – 25 ist für Frauen und Männer bis 50 Jahre ideal.
- Ein BMI von 21 – 26 ist für Frauen und Männer ab 50 Jahren ideal.
- Ein BMI ab 30 ist definitiv ein Zeichen für Übergewicht!

Notieren Sie auf der Gewichtstabelle am ersten Tag Ihr Gewicht und Ihren BMI. Beim BMI reicht es, wenn Sie ihn einmal wöchentlich nachtragen.

In die folgenden Tabellen (→ Seite 34–35) tragen Sie Ihre eigentlichen Körpermaße ein. Dabei verwenden Sie ein normales Maßband. Sollten Sie über eine Körperfettwaage verfügen, dann schreiben Sie sich die Zahlen am hinteren Teil unbedingt auch auf. Beachten Sie aber, dass diese Angaben niemals absolut zu sehen sind, sondern nur als Richtwert dienen können, denn eine exakte Bestimmung würde ganz andere Apparaturen benötigen. Aber es ist immerhin ein Anhaltspunkt. Der Umfang von Hüfte und Bauch ist hingegen absolut messbar.

! Ihr Gewicht kontrollieren Sie täglich, die Körpermaße können Sie täglich, sollten Sie aber mindestens einmal pro Woche überprüfen.

Füllen Sie nachfolgende Tabelle regelmäßig aus. Sie werden staunen, was sich darauf alles verändert. Wenn Sie keine Anfangswerte aufschreiben, sich später allenfalls vage noch an Ihr Ausgangsgewicht erinnern, fällt es schwer, Ihren eigenen Erfolg wahrzunehmen.

Nun noch ein Tipp, den ich für sehr wichtig erachte: Machen Sie ein Selfie, d. h. ein Foto von sich selbst – nur in Unterwäsche oder mit T-Shirt und kurzer Hose. Später werden Sie dann Ihre Problemzonen von früher erkennen können und Ihr Foto von damals lieben. Und wenn Sie später einmal Lust haben, können Sie Ihr Vorher-Nachher-Bild mir zukommen lassen! Ich bin sehr glücklich, wenn ich sehe und miterleben kann, wie sich Menschen durch das SlimWorld-System zum Positiven verändert haben.

Kontroll-Tabelle für (Name): ____________________

Wunschgewicht nach 1 Monat: __________ Körpergröße: __________ Alter: __________

	Täglich			Mindestens einmal pro Woche nachmessen			
Tag	Gewicht in kg	BMI		Bauchumfang (auf Nabelhöhe)	Gesäßumfang	Oberschenkel links	Oberschenkel rechts
1							
2							
3							
4							
5							
6							
7							
8							
9							
10							
11							
12							
13							
14							
15							
16							
17							
18							
19							
20							
21							
22							
23							
24							
25							
26							
27							
28							
29							
30							
31							
Kontrolle der Veränderung: Resultate – 1. Tag minus 31. Tag							
Gewicht und BMI			Body				

$$BMI = \frac{\text{Körpergewicht (kg)}}{(\text{Körpergröße [m]})^2}$$

SlimWorld

	Wenn Sie eine Körperfettwaage besitzen				
	Körperfett %	Körperfett kg	Wasseranteil % Muskelanteil %		Bemerkungen
Maße					

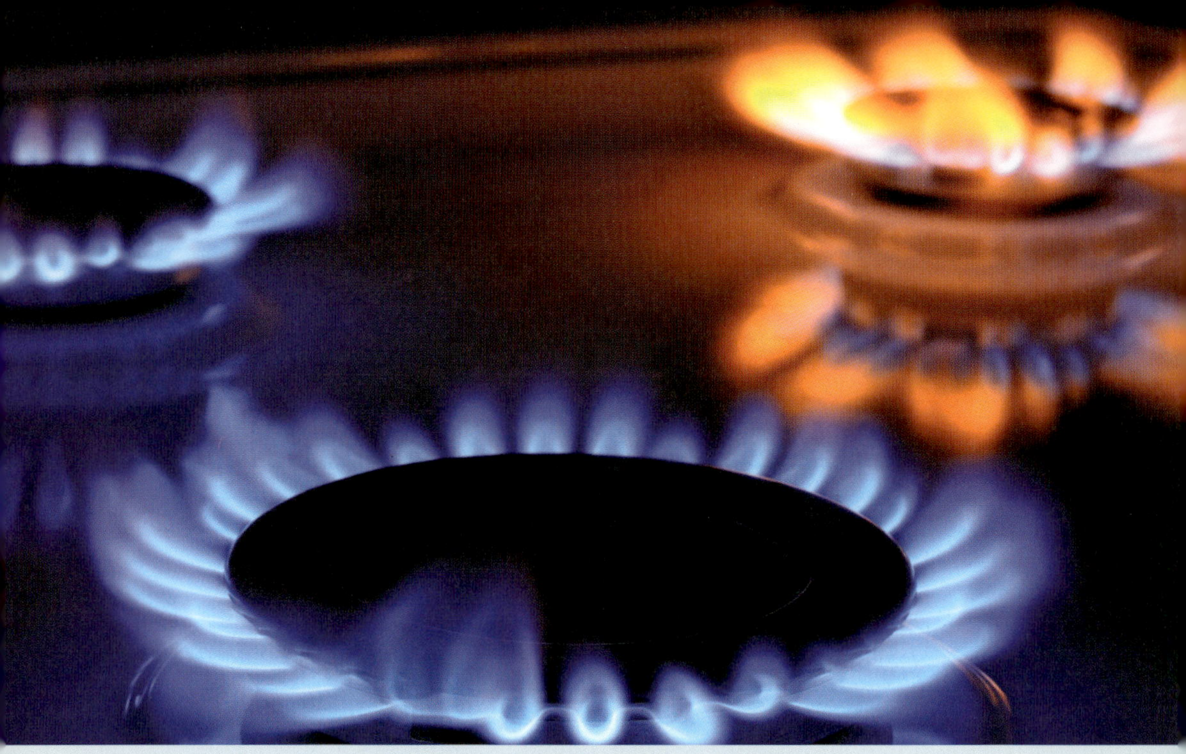

Tankstelle für den Organismus

Essbare Lebensenergie

Um eine Diät erfolgreich durchführen zu können, ist auch Fachwissen rund um die Ernährung nötig. Energie in Form von Kilo-Kalorien, also tausend Kalorien-Einheiten, wird im gesamten Organismus dauernd verbraucht. Unser Körper funktioniert wie ein Ofen, der dauernd brennt und immer wieder Nachschub benötigt.

Ein Spitzensportler braucht für seine Muskel-Kontraktionen derart viel *schnelle Energie,* um seine Leistung zu erbringen, sodass er den ganzen Tag damit beschäftigt ist zu essen. Ein übergewichtiger Mensch hat dahingegen in der Regel genau drei Probleme, die der Sportler nicht kennt:

- Erstens bewegt er sich zu wenig und damit brauchen seine Muskeln kaum Energie.
- Zweitens ist sein Insulin-Stoffwechsel gestört und deshalb verbrennt er über Nacht keine Fettreserven (→ Regenerationsphase und Muskelaufbauzeit, Seite 65).
- Drittens besitzt er derart viele Unterhaut-Fettreserven, dass die Durchblutung des Körpers meistens träge und deshalb die Thermogenese (→ Seite 59) sehr spärlich ist. Bei der Thermogenese handelt sich um den Temperaturaustausch des gesamten Organismus, der maßgebend für die Stoffwechselaktivität ist.

Übergewicht bremst die Fettverbrennung aus drei Gründen:
- **Bewegungsmangel**
- **Insulin-Störung**
- **Tiefe Thermogenese**

Energielieferanten

Die Energie, die ein Mensch im Verlauf eines Tages benötigt, wird von vier Grundquellen gespeist.

Kreatinphosphat

Kreatin ist eine organische Säure, die von unserem Körper in der Leber, den Nieren und der Bauchspeicheldrüse in Mengen von 1,5 bis 2 Gramm für die Schnellversorgung der Muskulatur bereitgestellt wird. Kreatin ist gut für die Fettverbrennung. Allerdings kann der Körper diesen Stoff selbst herstellen. Eine externe Zufuhr ist kaum nötig.

Glukose

Glukose kann auch mit Zucker übersetzt werden. Allerdings befindet sich nicht nur in Haushaltszucker Glukose, sondern alle Arten von Kohlenhydraten sind Zuckerformen. Glukose, in allen Formen eingenommen, wird vom Körper direkt als Energiequelle genutzt. Allerdings verhält es sich so, dass der nicht verbrauchte Anteil der Kohlenhydrate in der Regel als Fett eingespeichert wird. Dazu später noch mehr.

Fett

Fett wird vor allem bei Ausdaueranstrengungen der Muskulatur verbrannt. Hier sprechen wir von normalen Fettreserven, die vor allem unter der Haut deponiert sind. Das ist leicht zu erspüren: Wenn Sie mit dem Finger auf die Haut tippen, bevor ein erster echter Widerstand eintritt, fühlen Sie das *normale* Fettdepot. Am ganzen Körper sind sehr unterschiedliche Mengen dieses Fettes eingelagert. Bei Cellulite ist meistens ein großer Anteil dieses Fettes vorhanden. Hingegen gibt es Stellen, an denen es kaum Hautfett-Depots gibt, so z. B. an Knöcheln. Wenn sich hier *Fett* erspüren lässt, sprechen wir meistens schon von krankhaften Einlagerungen. Häufig sind diese Depots aber auch Wasseransammlungen.

Unterhaut-Fettdepot

So bezeichnen wir die Form Fett, die unser Körper vor allem als Energiereserve zurückstellt und die unseren Körper entstellen kann. Übergroße Bäuche, extrem breite Hüften und ein überproportionierter Po können Zeugen dieses Unterhaut-Fettgewebes sein. Diese vierte Energiequelle liefert während des Schlafes die Hauptenergie. Das heißt, während wir schlafen, schwinden diese Polster in der Regel.

Bedenken Sie aber, ein Kilogramm Fett bedeutet 7.000 kcal Energie. Diese Unterbilanz muss also geschafft werden (d.h. weniger aufnehmen als verbrauchen), damit ein einziges Kilo Fett verbrannt wird!

Ziel dieses Buches ist, jeden Tag etwas Fett zu verbrennen, dabei Muskelmasse aufzubauen und möglichst kein Wasser zu verlieren.

Damit ist leicht zu erklären, dass es fast nicht möglich ist, an einem Tag ein Kilogramm Fett zu verlieren. Wenn Sie nicht gerade von einem Löwen einen Tag lang durch die Savanne Afrikas gejagt werden. Sonst setzt sich ein Kilogramm Gewichtsverlust an einem Tag wohl eher aus 800 Gramm Wasser, 100 Gramm Muskeln und – wenn es gut läuft – 100 Gramm Fett zusammen. Fett ist hartnäckig und sein Abbau braucht Zeit.

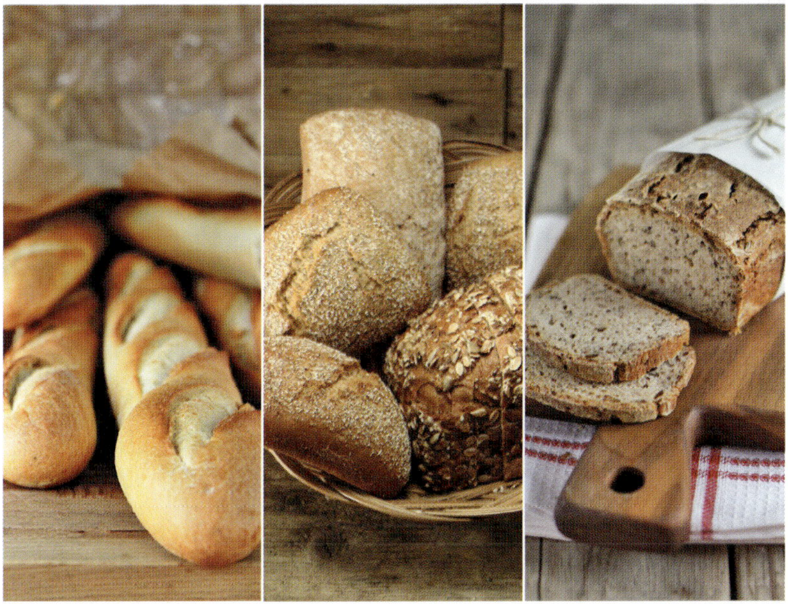

Weißbrot, Vollkorn oder Brot aus Sauerteig mit Haferflocken – informieren Sie sich, welche Energiequelle dahintersteckt!

Glykose und Kohlenhydrate. Energie oder Hüftgold?

Wir kennen aus unserer täglichen Ernährung drei verschiedene Arten von Kohlenhydraten bzw. drei verschiedene Arten von Energiequellen.

Schnelle Energiequelle

Dazu gehören vor allem Auszugsmehlsorten (Weißbrot, Kuchen, helle Pasta usw.), Kartoffeln sowie weißer (geschälter) Reis. Bei diesen Nahrungsquellen wird der Stärkezucker sofort freigesetzt. Damit erfolgt eine hohe Insulinausschüttung im Körper und die Fettverbrennung wird sofort gestoppt. Dafür ist die Fettstoppbarriere aber auch schneller wieder frei. Was das heißt, wird später noch erklärt (→ Seite 62 f.). Allerdings sind diese schnellen Kohlenhydrate für den Körper natürlich auch eine schnelle Energiequelle. Ob beim Sport oder dann, wenn sofort Energie gebraucht wird, sind schnelle Energiequellen, sprich kurzkettige Zuckerformen, gefragt.

Mittlere Energiequelle

Mit einem guten Basmatireis, Vollkornprodukten, Hartweizengrieß oder Hartweizenteigwaren wird die Insulinausschüttung deutlich weniger aktiviert. Die Stärke wird nur langsam freigesetzt und ist deutlich weniger vorhanden. Kristallzucker gehört auch zu den mittleren Energiequellen, da er zwar aus puren Kohlenhydraten besteht, die Stärkeausschüttung aber sehr gering ist. Die Bilanz ist nicht ideal, aber auch nicht wirklich schlecht. Das Maß und vor allem die Uhrzeit, zu der der Zucker eingenommen wird, ist entscheidend.

Langsame Energiequelle

Salat, Gemüse, gekeimte und/oder gekochte Getreide, Müsliflocken (keine Cornflakes), Sauerteigbrot und weitere, gesunde Kohlenhydratquellen, die zur Verdauung mehrere Stunden benötigen, sind hier angesiedelt. Sie sind ideal für die Insulin-Fettverbrennungsbilanz. Allerdings sind sie als Abendessen absolut verpönt, da sie über Nacht die Fettverbrennung sehr lange blockieren würden – wesentlich länger als schnelle Energiequellen.

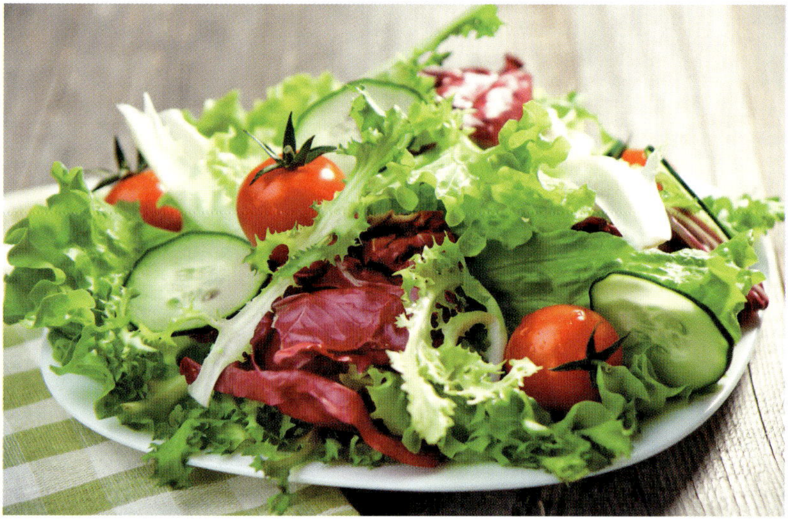

Rohkost oder Kohlenhydrate: Welche Energiequelle ist wann am sinnvollsten?

Grundsätzlich wäre also die dritte Quelle an Kohlenhydraten zum Frühstück die optimale. Sie eignen sich sicher nicht für Momente, in denen schnell Energie benötigt wird. Wenn Sie während des Sports einen Salat, Gemüse und grobe Körner essen würden, könnten sie diese wahrscheinlich gar nicht verdauen. Und wenn doch, würde die Energie dieser Nahrungsquelle dennoch erst nach längerer Zeit zur Verfügung stehen.

Die Entscheidung, welche der genannten Energiequellen Ihnen als Energielieferant dienen soll, ist ganz individuell und hängt von der Tageszeit und der nachfolgenden Tätigkeit ab. Und von Ihren Gelüsten.

Wenn Sie gerade geistig viel arbeiten müssen und Mittagspause haben, würde ich Ihnen eine Auswahl von allen drei Energiequellen empfehlen. Ihr Hirn braucht zum Denken schnell wieder Energie, welche über die Leber in Form von Glykolyse zum Hirn transportiert wird – und das gleich und nicht in zwei, drei oder vier Stunden. Aber am Nachmittag möchten Sie ja auch nicht einbrechen und müde werden.
Ich empfehle Ihnen, sich während Ihrer Abnehmphase zum Frühstück und zum Mittagessen vorwiegend auf die Lebensmittel zu konzentrieren, welche eine glykämische Last (GL) von 20 und weniger haben. Natürlich gilt auch hier:

Was die glykämische Last ist, werden Sie im folgenden Kapitel noch genau erfahren.

Die Menge macht das Gift. Wenn Sie zum Frühstück einfach nicht auf Ihre süße Marmelade verzichten wollen, dann gönnen Sie sich diese *kleine Sünde*. Denken Sie aber daran, maßvoll zu sündigen: dünn aufstreichen und *ein* Brötchen genießen.

Satt sollten Sie von den GL-20 und weniger auf jeden Fall werden. GL-20 plus können Sie sich für einen kleinen Genuss gönnen. Zum Frühstück sowieso, zum Mittagessen auch, aber in Maßen! Welche Lebensmittel ideal sind, entnehmen Sie der später folgenden Tabelle zur glykämischen Last. Sie hängt direkt von der Kohlenhydratmenge und deren Verwertbarkeit ab.

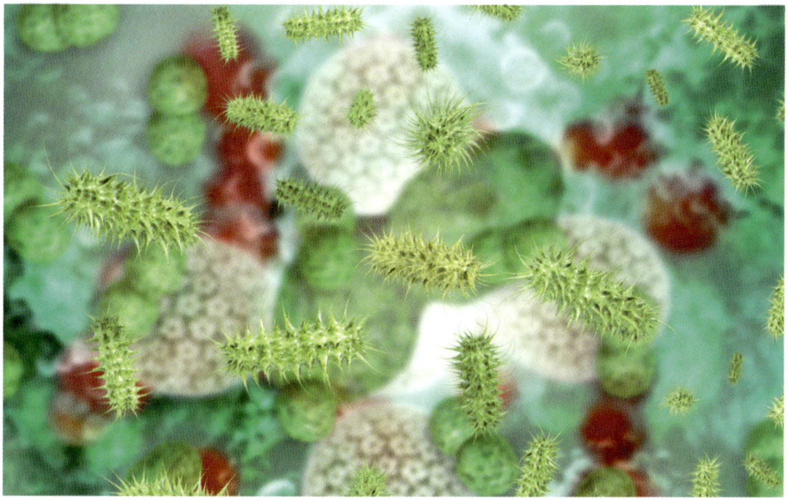

Moppelbakterien machen aus Schokolade direkt Fett …

Bedenken Sie, dass die Darmflora während der Verarbeitung der Kohlenhydrate auf die verschiedenen Qualitäten anders reagiert: Die langkettigen Kohlenhydrate, also die langsamen Energiequellen, werden von Bakterien aufgespalten, welche aus dieser Energiequelle Fettsäuren für Darm und Leber herstellen. Dies hat auf die Gewichtszunahme kaum einen Einfluss. Langkettige Kohlenhydrate sind ideale Energiequellen, die in der Regel ganz verbrannt werden.

Bei den kurzen und mittleren Energiequellen kommen die sogenannten *Moppelbakterien* zum Zug. Sie spalten Kohlenhydrate anders auf als die guten *Gemüse- und Salat-Aufspaltbakterien.* Moppelbakterien sind kleine Monster, die die Energie aussaugen. Sie ziehen auch die letzten Kohlenhydratanteile aus dem Essen und wandeln diese in Fettsäuren, die in unseren Fettdepots landen, um. Und je mehr von den

schnellen und mittleren Energiequellen Sie zu sich nehmen, desto schneller arbeiten die Moppelbakterien – und desto mehr Fett wird aus dem Zucker hergestellt!
Damit ist leicht zu verstehen, wieso eine Tafel Schokolade deutlich mehr Fett produziert als die gleiche Kohlenhydratmenge an Bananen. Auch wenn Sie mehr Bananen essen müssen, bis Sie die gleiche Menge an Kohlenhydraten erreichen – die Banane wird in Fett-Energie umgewandelt für Leber und Darm. Die Schokolade landet als unschönes Fett direkt auf den Hüften.
Zur Ehrenrettung der Schokolade: Wenn Sie die *süße Sünde* mit Kakaoanteil von 70 Prozent oder mehr verwenden, sieht die Bilanz ganz anders aus. Noch besser ist es, wenn sie gar mit Vollrohr- oder Rohrohrzucker hergestellt wird.

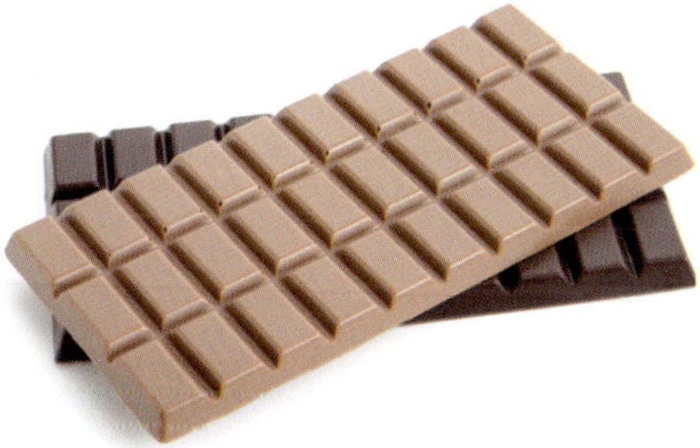

... Zucker aus Früchten hingegen wird zum großen Teil verbrannt.

Entscheidend ist der Gehalt an wertvollen ungesättigten Fettsäuren aus der Kakaobutter, günstige Vollmilchschokolade bietet selbige allerdings nicht. Zudem besteht sie aus einfachem Industriezucker und hat – zumindest außerhalb der Schweiz – in der Regel viele Schlachtabfälle als Trägerstoffe in sich.

Die Qualität der Nahrung ist von entscheidender Bedeutung, nicht nur bei der Diät.

Fazit: Für die Ernährungsumstellung ist wesentlich, wie viel Energie (kcal) Sie aufnehmen und besonders, wann Sie diese zu sich nehmen – dazu später mehr, wenn wir uns um das Thema Insulin, Schlaf und Regeneration kümmern. Die Qualität Ihrer Nahrung ist natürlich für den gesamten Organismus von enormer Bedeutung.

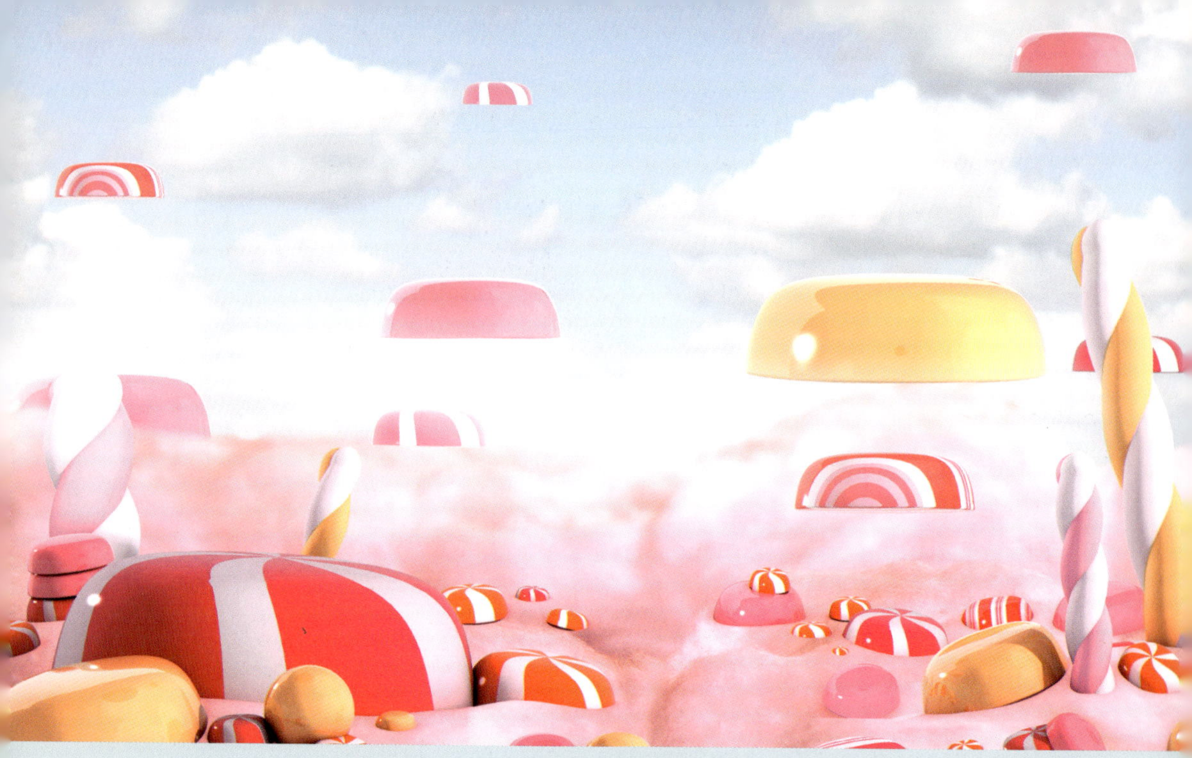

Glykämische Last als Glücksfaktor

Insulin ist der Fett-Verbrennungs-Feind in der Nacht!

Die glykämische Last (GL) ist für uns wesentlich interessanter als die reinen Kohlenhydrate. Sie zeigt die Höhe der Insulinproduktion auf, die ein Nahrungsmittel bei der Verdauung auslöst. Und mittlerweile ist bekannt: Gerade im Hinblick auf die Nacht ist Insulin unser Feind. Auch tagsüber sollte die Insulinkurve aber möglichst niedrig gehalten werden.

Der glykämische Index (kurz GI) zeigt uns das Verhältnis von der Nahrungsmittelaufnahme zum Blutzuckerspiegel. Ermittelt wird der GI durch den Vergleich der Blutzuckerreaktion auf die Einnahme von 50 Gramm Kohlenhydraten, welche ein bestimmtes Lebensmittel aufweist. Und hier haben wir das Problem: 50 Gramm Kohlenhydrate von Traubenzucker sind bei 50 Gramm Traubenzucker erreicht. Wohingegen 50 Gramm Kohlenhydrate im Blattsalat erst bei der Aufnahme von rund 100 Kilogramm Salat im Körper angekommen sind. Der glykämische Index von Blattsalat liegt bei 15. Das ist verwirrend, denn somit könnte man annehmen, dass 66 Gramm Blattsalat gleich schlecht auf die Insulinausschüttung bezogen wären wie 10 Gramm reiner Traubenzucker (GL 6,6 x 15). Und das ist falsch!

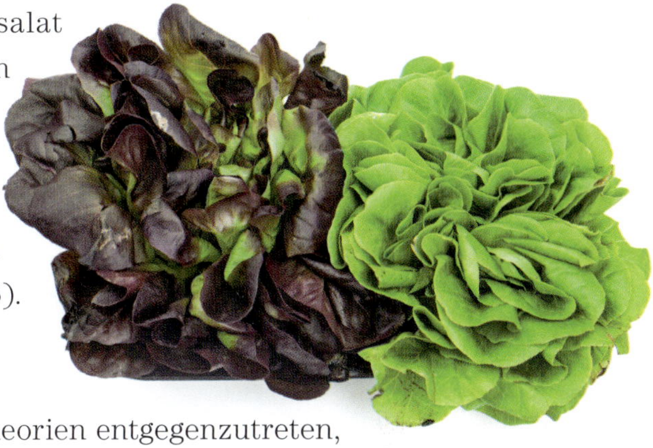

Salat hat praktisch null glykämische Last! Entscheidend ist aber, wie er zubereitet wird! Fertigsoßen enthalten sehr viel Zucker.

Um diesem Fehler der alten Diät-Theorien entgegenzutreten, hat man aus dem GI den GL entwickelt. Korrekt ist die glykämische Last (kurz GL). Dabei wird zusätzlich berücksichtigt, wie viel Kohlenhydrate in 100 Gramm des jeweiligen Lebensmittels denn überhaupt enthalten sind. Und schon ist die Gleichung eine ganz andere:
Traubenzucker hat folglich einen GL von 100, Blattsalat einen GL von 0,1. Das heißt, Sie können 1000 Mal so viel Blattsalat (berechnet in Kilogramm) wie Traubenzucker essen, um dieselbe Insulinreaktion in Ihrem Körper auszulösen. Damit ist die Ehre des Salates wieder hergestellt.

Achten Sie beim Verzehr von Lebensmitteln also eher auf die glykämische Last als auf die Kalorienangaben. Und halten Sie die GL bei allen Lebens- und Nahrungsergänzungsmitteln möglichst gering. Bei dieser Erkenntnis nutzen wir dic Weisheit der Natur, denn hier gibt es genug Süßes, ohne die GL in die Höhe zu treiben. Denken Sie zum Beispiel an Stevia-Extrakt als Süßungsmittel mit einem GL von 0,1 – also einer GL wie beim grünen Salat. Trotzdem ist Stevia rund 300 Mal so süß wie Industriezucker.

Tabelle zur glykämischen Last

Bei einer glykämischen Last von über 50 gehen wir von einem starken Anstieg des Blutzuckers aus. Ein Hyperinsulinismus, also eine über das Maß hinausgehende Erhöhung des Insulins im Blut, wird begünstigt.

> **Zwischen 20 und 50 sprechen wir von einer *normalen* Kohlenhydrat-Mahlzeit. Unter 20 sprechen wir von einer Eiweiß- und/oder Fettmahlzeit.**

Kombinieren Sie geschickt tiefer glykämische Last-Lebensmittel, oder nutzen Sie den Probiotik-Eiweiß-Drink.

Wenn Sie abnehmen wollen, sollte Ihr Abendessen, wenn möglich, durch einen Eiweißdrink ersetzt werden. Allenfalls kann der Drink durch Lebensmittel mit einem GL unter 10 aufgepeppt werden. Während der aktiven Abnehmphase sollte zunächst nur der Eiweißdrink eingenommen werden. Er beinhaltet alles, was Sie benötigen und macht gut satt. Trinken Sie dazu einen Abend-Metabol-Tee (→ Seite 138).

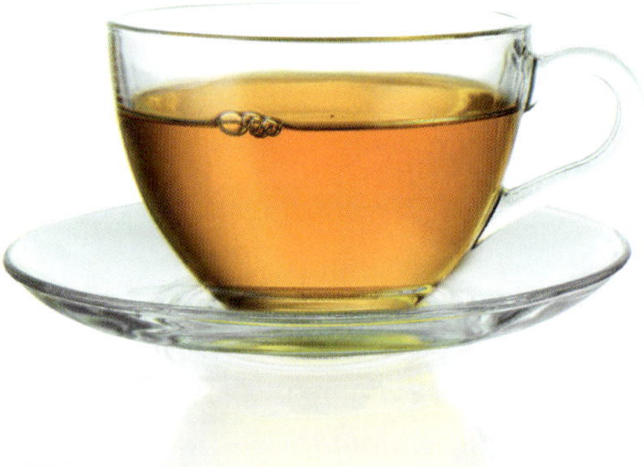

Ideal: GL 0,01–10
Gut: GL 10,1–20
Bei leichter Diät, bis Mittag zum Essen kombinierbar
Nur im Ausnahmefall: GL 50,1 plus

Lebensmittel	GL
Acerola	1,40
Ananas (Dose)	9,80
Ananas, frische Frucht	5,90
Ananassaft, ungezuckert	6,50
Apfel, frisch	4,00
Apfelmus, Apfelkompott	8,80
Apfelsaft, ungezuckert	6,50
Apfelwein, trocken	2,90
Aprikosen, frisch	2,60
Artischocke	2,20
Aubergine	0,50
Avocado	0,04
Bambussprossen	0,20
Banane, leicht grün	9,60
Basen-Metabol-Drink SlimWorld®	1,80
Birne (Dose)	4,70
Birne, frisch	4,80
Bleichsellerie	0,30
Blumenkohl	0,80
Bohnen, grün	1,50
Bohnen, rot	5,60
Bohnen, rot (Dose)	6,40
Bratkartoffeln	9,80
Brokkoli	0,90
Brombeeren	1,60
Buttermilch	1,40

Lebensmittel	GL
Cashewnuss	4,40
Champignons, Pilze	0,10
Chicorée	0,30
Chinakohl	0,10
Clementine/Mandarine	3,20
Dicke Bohnen, gekocht	8,80
Endivien	0,10
Erbsen (Dose)	4,70
Erbsen, frisch	4,60
Erbsen, halb	3,30
Erdbeeren, frisch	1,30
Erdnussbutter	4,90
Erdnüsse	1,30
Erdnussmus, ungezuckert	2,10
Essig	0,20
Essiggurken	0,20
Feige, frisch	4,50
Feldsalat/Rapunzel	0,10
Fenchel	0,40
Granatapfel, frisch	5,60
Grapefruit, frisch	2,30
Grapefruitsaft, ungezuckert	4,50
Gurke	0,30
Haselnuss	1,70
Hefe	2,50
Heidelbeeren	1,50
Himbeere, frisch	2,00

Lebensmittel	GL
Holunderbeeren	2,80
Honigmelone	6,50
Hummus (veg. Brotaufstrich aus Kichererbsen)	6,50
Ingwer	1,10
Joghurt	1,40
Joghurt (Vollmilch)	1,80
Joghurt 0,3 Prozent	1,40
Joghurt 1,5 Prozent	1,40
Johannisbeeren, rot	1,20
Johannisbeeren, schwarz	0,90
Johannisbrotmehl (Carobpulver)	1,10
Kakaopulver, ohne Zucker	2,20
Kaki	8,30
Karotten, gekocht	7,70
Karotten, roh	2,70
Karottensaft, ohne Zucker	2,80
Kartoffelpüree, selbst zubereitet	9,60
Kichererbsen (Dose)	4,60
Kirschen	2,50
Kiwi	5,00
Kleie (z.B. Weizen, Hafer ...)	6,10
Knoblauch	8,70
Kohl, Kraut	0,50
Kohlrabi	0,60

Lebensmittel	GL
Kohlrübe, Steckrübe, gekocht	4,90
Kokosmilch	2,00
Kokosnuss	2,30
Krustentiere	0,10
Kürbis (verschiedene Sorten)	4,50
Kürbiskerne	3,60
Lauch, Frühlingszwiebel	1,40
Leinsamen/Sesam/Mohn, ganz	1,10
Limabohnen, getrocknet	4,10
Litschi/Lychee, frisch	8,00
Mais (Körner)	8,40
Mandarinen, Clementinen	3,30
Mandelmilch	2,40
Mandelmus, ungezuckert (aus ganzen Mandeln)	1,30
Mandeln	0,80
Mango	6,50
Mangold	0,10
Mangosaft, ohne Zucker	7,20
Marmelade, ohne Zucker	4,50
Mayonnaise, industriell, gezuckert	6,60
Melone, Honigmelone	4,80
Milch, vollfett oder fettarm	1,50

Lebensmittel	GL
Milch aus Milchpulver	1,50
Mirabellen	5,90
Möhren/Karotten	3,50
Mungobohnen	1,40
Nektarine	4,30
Nüsse	1,50
Oliven	0,20
Orange, frisch	3,50
Orangensaft, zuckerfrei	5,00
Palmherzen	0,90
Papaya	4,40
Paprika	0,60
Passionsfrucht, Maracuja	5,40
Peperoni	0,40
Pesto	2,40
Petersilie	0,80
Pfirsich	3,70
Pfirsich (Konserve)	5,20
Pfirsich, frisch	3,30
Pflaume, frisch	3,50
Physalis, Kapstachelbeere	0,90
Pinienkerne	3,20
Pistazien	2,70
Porree	0,30
Preiselbeer-/Heidelbeer-saft, ungezuckert	6,00
Preiselbeeren	5,40

Lebensmittel	GL
Preiselbeeren, frisch	1,90
Probiotik-Eiweiß-Drink SlimWorld®	2,50
Quark, nicht abgetropft	1,20
Quitte, frisch	2,50
Radieschen, Rettich	0,30
Ratatouille	0,60
Rettich	0,30
Rhabarber	0,20
Risotto	9,70
Rosenkohl	1,40
Rote Bete, gekocht	3,30
Rote Bete, roh	2,50
Rotkohl	0,40
Salat, grün	0,60
Sauerampfer	0,30
Sauerkraut	0,60
Schalotte	1,30
Schokolade, schwarz (> 70 Prozent Kakaogehalt)	6,90
Schokolade, schwarz (> 85 Prozent Kakaogehalt)	6,00
Schwarzwurzeln	4,80
Sellerie (Knolle), gekocht	6,00
Sellerie, roh	3,20
Senf, scharf	2,10
Sesammus, Tahin	4,00

Lebensmittel	GL
Soja	1,00
Soja Cuisine, Soja-Sahne	2,40
Sojabohnen, getrocknet	4,40
Sojajoghurt, aromatisiert	1,70
Sojajoghurt, natur	1,00
Sojamehl	0,80
Sojamilch	0,20
Sojanudeln	0,02
Sonnenblumenkerne	7,00
Spargel	0,30
Spinat	0,01
Sprossen	0,80
Stachelbeere	2,50
Stangenbohnen	0,50
Stangensellerie	1,50
Tofu	0,30
Tomate	0,80

Lebensmittel	GL
Tomaten, getrocknet	4,20
Tomatensaft	1,40
Tomatensoße, ohne Zucker	1,40
Topinambur, Erdbirne	2,00
Trauben, frisch	7,70
Traubensaft, ungezuckert	9,90
Wassermelone	4,50
Weintrauben	7,20
Weiße Bohnen, Perlbohnen	7,00
Weiße Rübe, gekocht	3,00
Weiße Rübe, roh	1,40
Weißkohl	0,60
Wirsingkohl	0,30
Zitrone	1,10
Zitronensaft, ohne Zucker	0,50
Zucchini	0,30
Zwiebeln	0,80

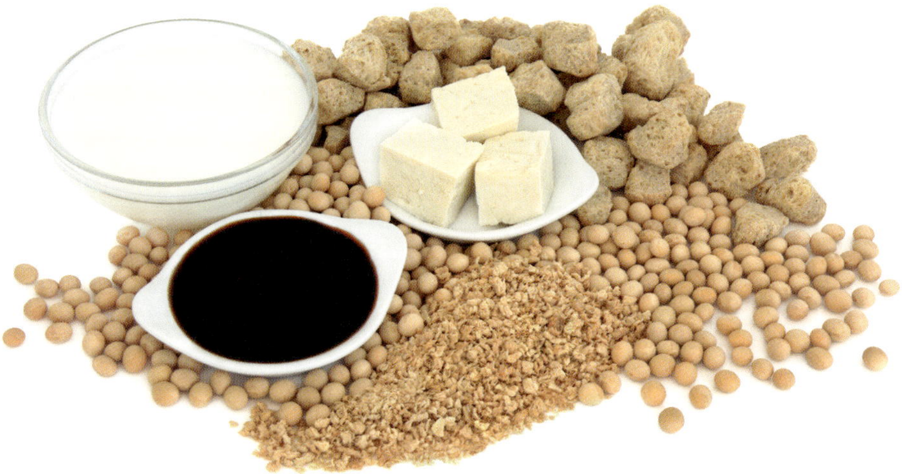

Lebensmittel	GL
Adzukibohnen	16,80
Agavensirup	11,60
Aprikosen, getrocknet	19,20
Banane	11,80
Banane, reif	12,80
Bierhefe	10,90
Bohnen, schwarz	15,20
Dinkelbrot	19,00
Eiscreme, gezuckert	16,80
Erbsen, getrocknet	12,60
Falafel (aus Kichererbsen)	18,00
Fruktose (Fruchtzucker)	20,00
Yamswurzel	14,60
Kartoffelgratin, Bratkartoffeln	10,30
Kartoffeln, mit Schale gegart (Wasser, Dampf)	11,10
Kartoffeln/Kartoffelspalten, ungeschält	10,80
Kartoffelpüree (Instantflocken)	11,70
Ketchup	12,80
Kichererbsen	13,30

Lebensmittel	GL
Kichererbsen (getrocknet)	14,30
Kochbanane (roh)	12,60
Linsen (getrocknet)	14,50
Linsen, braun	12,00
Linsen, gelb	12,00
Linsen, grün	10,00
Litschi (Konserve)	17,90
Mais	14,30
Maisbrei, Polenta	19,80
Milchreis, gezuckert	17,30
Pastinake	10,30
Pfirsich (Dose, gezuckert)	11,00
Pumpernickel	15,00
Salzkartoffeln	10,40
Senf, süß	11,60
Sorbet, gezuckert	15,00
Süßkartoffeln	12,10
Vollkornbrot (100 Prozent) mit Hefe/Sauerteig	18,00
Vollkorntoast, ohne Zucker	18,50
Wasa köstlich (24 Prozent Ballaststoffgehalt)	15,80

Ideal: GL 0,01–10	Bei leichter Diät, bis Mittag zum Essen kombinierbar
Gut: GL 10,1–20	Nur im Ausnahmefall: GL 50,1 plus

Lebensmittel	GL
Ahornsirup	43,60
Amarant	23,20
Amarant, gepufft	39,80
Apfel, getrocknet	25,90
Bagels	35,70
Baguette, Weißbrot	38,80
Basmatireis, Langkorn	38,70
Brioche	40,60
Brot, ungesäuert (aus Weißmehl)	34,30
Buchweizen, Vollkorn (dunkles Korn)	28,00
Bulgur (gekocht)	38,00
Capellini (dünne Spaghetti)	34,20
Chips	28,40
Couscous	45,50
Couscous, Vollkorn	31,50
Croissant	31,50
Datteln	22,40
Dinkel (Vollkorn)	25,60
Donuts, Berliner, Krapfen	30,00
Duft-/Jasminreis	45,00
Feigen, getrocknet	27,60
Gerste, ganze Körner	28,50
Gnocchi	23,50
Graubrot (mit Hefe)	28,80
Grieß (aus Hartweizen)	44,10

Lebensmittel	GL
Hafer	22,30
Haferflocken	23,50
Hamburgerbrötchen	46,80
Hirse	48,30
Honig	49,20
Kichererbsenmehl	21,40
Kochbanane (gekocht)	20,30
Konfitüre, gezuckert	42,30
Marmelade, gezuckert	45,50
Maronen, Esskastanien	26,50
Mars®, Sneakers®, Nuts®, etc.	45,50
Mehrkornbrot	32,50
Melasse, Sirup	46,90
Milchbrot	32,40
Milchzucker (ohne L(+))	40,00
Mispel	29,20
Müsli (mit Zucker oder Honig gesüßt)	43,60
Müsli, ohne Zucker	25,00
Natur-Basmatireis	32,00
Naturreis	39,00
Nutella®	28,60
Ovomaltine	42,60
Pflaumen, getrocknet	26,80
Pizza	35,00
Pommes frites	33,30

Lebensmittel	GL
Quinoa	20,50
Quinoa-Mehl	23,40
Quittengelee (mit Zucker)	37,90
Ravioli (aus Hartweizen)	36,00
Ravioli (aus Weichweizen)	42,00
Reis, Langkorn	45,00
Reisbrot	32,90
Roggenbrot (30 Prozent Roggen)	29,30
Roggenvollkornbrot (100 Prozent)	20,30
Rosinen	50,00
Sandgebäck (Mehl, Butter, Zucker)	33,00
Schokobrötchen	26,70
Schokoladenpulver, gezuckert	47,30
Schokoladenriegel, zuckerhaltig	35,50
Spaghetti, sehr kurz gekocht (5 Minuten)	30,00
Spaghetti, weiß, weich gekocht	41,30
Suppennudeln aus Hartweizen	26,30
Sushi	20,40
Tagliatelle, weich gekocht	38,50

Lebensmittel	GL
Vollkornbulgur (gekocht)	31,00
Vollkorncerealien, ohne Zucker	33,80
Vollkornnudeln	32,50
Vollkornnudeln, al dente	26,00
Weißbrot	38,80
Weißbrot ohne Gluten	45,00
Weißes Toastbrot	42,50
Wildreis	24,90

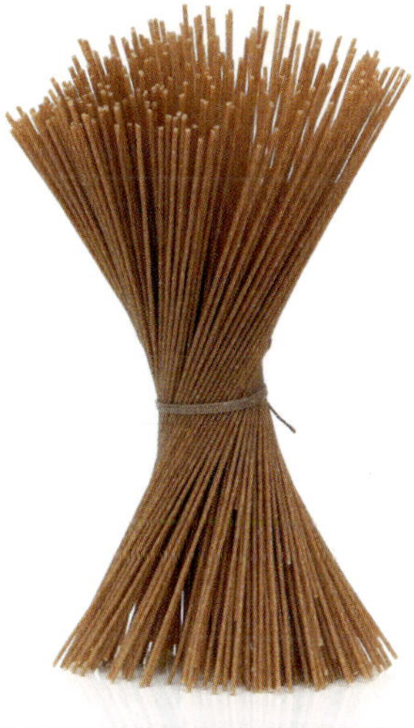

Lebensmittel	GL
Biskuit	57,40
Cerealien, raffiniert, gezuckert	56,00
Cornflakes, Maisflocken	72,30
Datteln, getrocknet	66,10
Glukose (Traubenzucker)	100,00
Glukosesirup	100,00

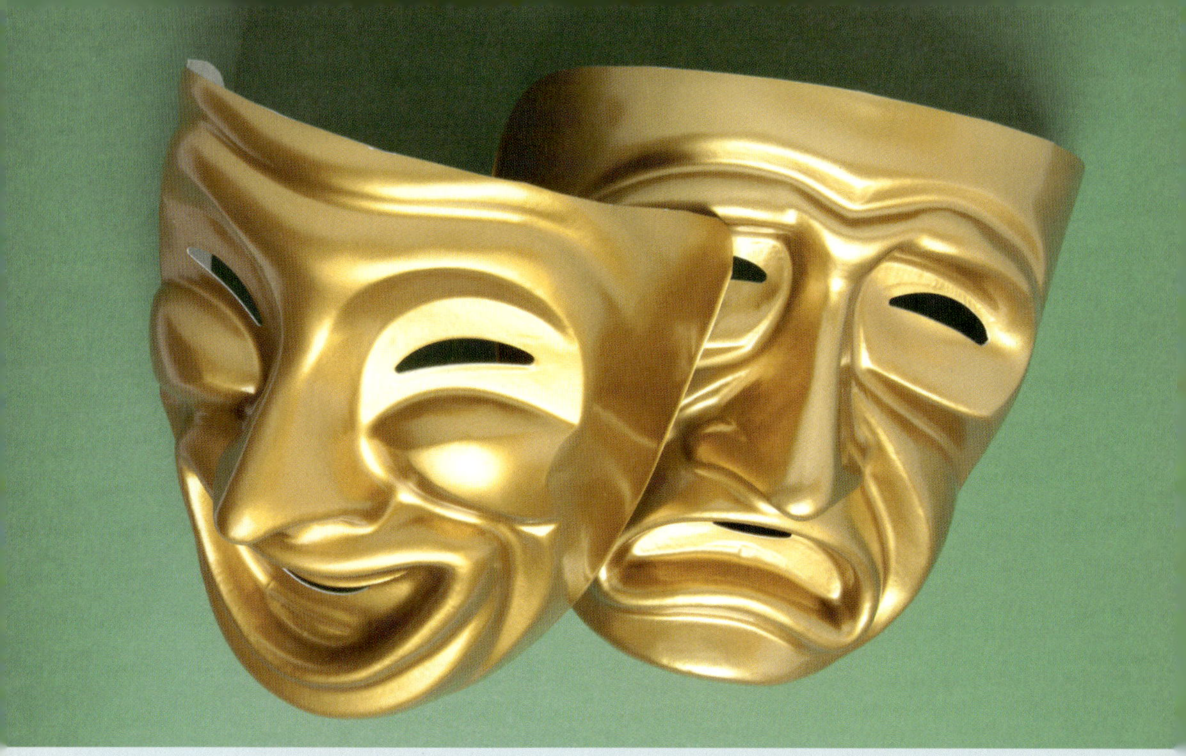

Hormone – zwischen glücklich und traurig

Hormone »made in your body«

Ob Fett eingelagert oder verbrannt wird, ist Hormonsache.

Fettverbrennung hat viel mit unseren Hormonen zu tun. Wenn wir die Hormone besser verstehen, wissen wir auch, wie wir die Eigenherstellung in unserem Körper optimieren können. Hormone steuern den gesamten Organismus in unserem Körper: Lust und Lebensfreude, Figur und Fitness, Emotionen, Stoffwechselreaktionen, Wachstum sowie Schönheit von Haut und Haaren. Damit wir uns wohlfühlen, muss unser Hormonhaushalt ausgeglichen sein. Hormone werden hauptsächlich durch Aminosäuren im Körper gebildet. Das heißt, eine ideale Eiweißversorgung ist Voraussetzung für eine gute Hormonbilanz.

Insulin

Insulin ist ein Stoffwechselhormon, auf das ich in einem Extra-Kapitel (→ Seite 58 ff.) noch näher eingehen werde. Kurz gesagt reguliert das Insulin hauptsächlich den Nahrungs-Stoffwechsel und versorgt unsere Zellen mit genügend Energie. Was an Energie übrig ist, schleust das Insulin ins Fettdepot ein. Insulin ist zudem dafür verantwortlich, ob gerade ein Fettabbau möglich ist oder nicht.

Testosteron

Testosteron ist das männliche Sexualhormon und steuert den Muskelaufbau. Natürlich besitzen auch Frauen Testosteron, aber in geringerem Maße. Wenn wir abnehmen wollen, sollte Bewegung und damit eine aktive Muskulatur unser Ziel sein – Muskelaufbau und Fettabbau! Ein wohlgeformter Muskel sieht definitiv attraktiver aus als ein hängendes Fettgewebe! Keine Angst, Testosteron lässt Frauen nicht automatisch männlicher aussehen. Dafür müssten man schon Testosteron oral zuführen, und das in größeren Mengen.

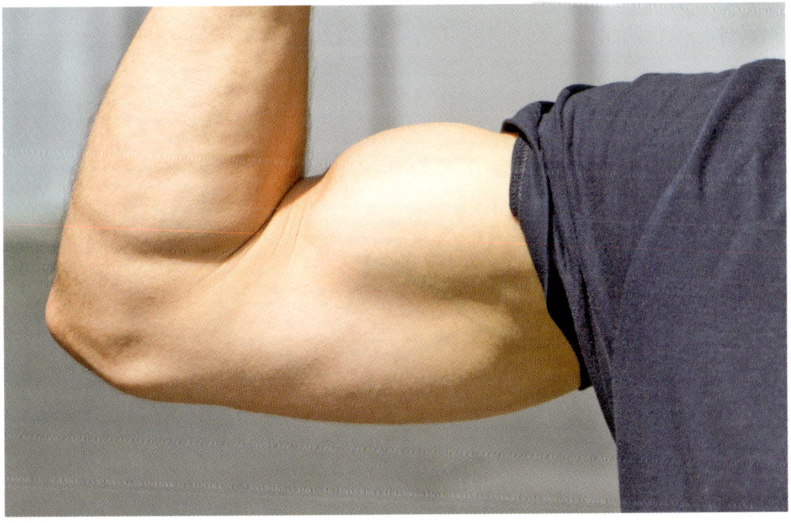

Beim Abnehmen ist auch der Aufbau von Muskulatur sehr wichtig. Dies muss ja nicht gleich wie nach einem Bodybuilding aussehen …

Adrenalin

Verbinden Sie Adrenalin immer mit Stress? Dann liegen Sie falsch, denn das Hormon wird nicht nur bei Stress ausgeschüttet. Hauptsächlich dient es dazu, Fett aus dem Fettgewebe freizugeben. Noradrenalin, das langfristige »Stresshormon« macht das auch auf Dauer, muss aber wie Adrenalin gepflegt werden. Beide Adrenalinformen sind für die Fettverbrennung entscheidend.

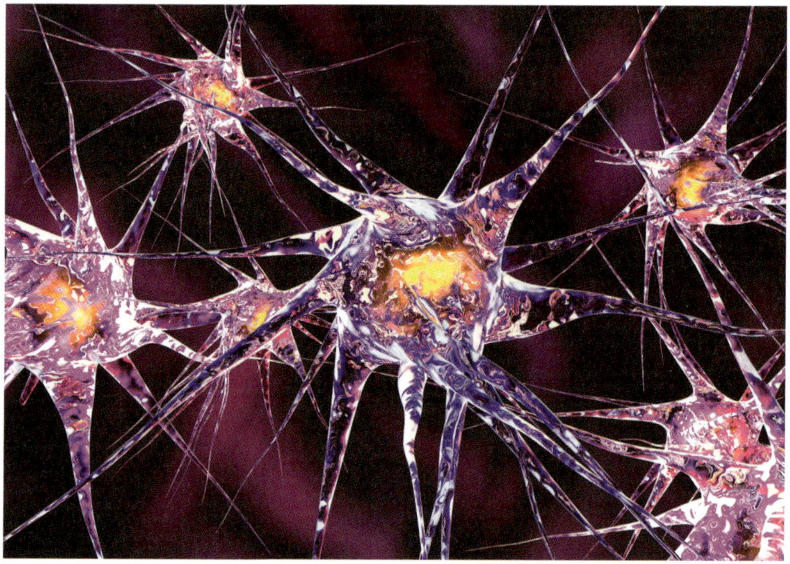

Unsere Nerven werden durch Stresshormone in Alarmbereitschaft versetzt.

Wachstumshormon

Diese Hormongruppe wird fast ausschließlich über Nacht ausgeschüttet und hat die Aufgabe, den Körper während der Kindheit wachsen zu lassen.

Wachstumshormone steuern aber auch den gesamten Regenerations- und Reparaturprozess des Körpers. Das heißt, Wachstumshormone reparieren alle am Tag entstandenen Schäden an Muskeln, Knochen und Organen bis hin zu den kleinsten Zellen. Zudem bauen sie neue Zellen aktiv auf (Zellteilung) und bieten einen *Komplettservice* am gesamten Körper während der Tiefschlafphase an. Dabei generieren Sie Muskeln und Zellen neu, wenn dieser Vorgang durch einen Reiz aktiviert wurde. So zum Beispiel, wenn der Stimulus (Reiz) durch Muskelüberlastung über den Tag hinaus gesetzt wurde. Das Wachstumshormon erkennt die Notwendigkeit, diesen Muskel zu vergrößern und zu stärken. Wenn der Reiz gegeben ist und der Baustoff für den Aufbau im Blut vorhanden ist (Eiweiß, kein Zucker!) dann kann der Aufbau beginnen.

Hormone werden im Körper durch gutes Eiweiß gebildet.

Hormone: die zentralen Steuereinheiten unseres Körpers

Hormone haben also viele wichtige Funktionen.
Sie sind die Polizisten in unserem Körper, die regeln, einweisen und ausleiten. Wenn die Hormone im Körper richtig motiviert werden, ist der Weg für eine Gewichtsoptimierung frei.

Leptin

Das Appetitzüglerhormon wird in den Fettzellen des Körpers gebildet. Über das Blut gelangt es ins Gehirn, wo es an Rezeptoren andockt und dem Körper meldet, dass er satt ist. Diese Hirn-Blut-Schranken-Überwindung ist aber gerade bei Übergewichtigen häufig gestört. Wichtig ist auch hier die Optimierung der Eiweißernährung.

Glukagon-Hormon

Aus der Bauchspeicheldrüse wird das Hormon Glukagon an die Leber geschickt, welches zur Aufspaltung von Fettzellen notwendig ist. Voraussetzung dafür ist die Schlackenfeuchtigkeitsregulierung der Bauchspeichelsdrüse (TCM).
Glukagon erhöht in der Leber den Blutzuckerspiegel, gleichzeitig fördert es aber auch die Sekretion von Insulin und anderen Hormonen.

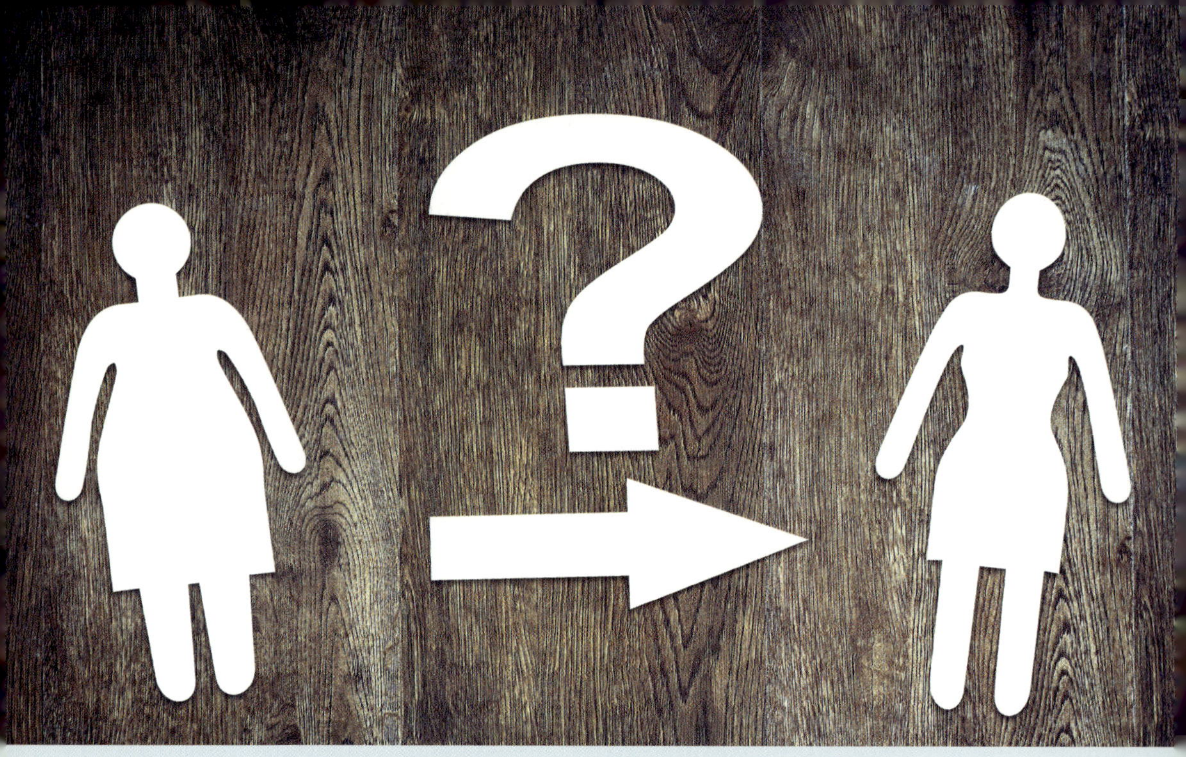

Die Insulinfalle

Insulin kann Ihr Körperfett verbrennen lassen. Oder es deponiert es in den Fettzellen.

Das ist der große Unterschied zwischen den immer Schlanken, obwohl sie viel essen, und den immer Dicken, obwohl sie oftmals nicht viel zu sich nehmen.
Dieser genetische Unterschied ist existent. Sollten Sie zur ersten Gruppe gehören, die immer essen kann und dabei nicht zunimmt, dann können wir anderen Ihnen dazu nur gratulieren. Genießen Sie diesen Vorteil. Bedenken Sie aber, dass es die anderen nicht ganz so einfach haben wie Sie!
Ich gehe davon aus, dass Sie wohl eher zur zweiten Gruppe gehören. Zu denjenigen, die über den Tag ein Kilogramm essen

und am Folgetag zwei Kilogramm zugenommen haben. Oder sich in einer Woche zwei Kilogramm abhungern, um sich in der Folgewoche wegen diverser Termine drei davon wieder auf die Hüften legen.

Verschiedene Stoffwechseltypen

Sind Sie Verbrenner oder Deponierer? Die Thermogenese macht den Unterschied.

- Die Verbrenner – das sind die, die alles, was sie aufnehmen, in Energie verwandeln und dabei kaum an Fett zulegen.
- Die Deponierer – das sind die, welche nur sparsam verbrennen und alles, was übrig ist, in Fettdepots einlagern.

Der Unterschied zwischen den Verbrennungsarten wird auch in der Thermogenese definiert. Darunter versteht man den Energieverbrauch durch Wärmebildung, verursacht durch Verdauung (nahrungsabhängige Thermogenese), Muskelarbeit, psychische Stimuli, Hormone und Medikamente. Die gebildete Wärme wird an die Umgebung abgegeben und daraus resultiert eine verringerte Einlagerung der Nahrungsenergie in die Fettdepots. Die Verdauungsarbeit bei Protein bewirkt z. B. eine erhöhte Kalorienverbrennung durch Wärmebildung im Vergleich zu Kohlenhydraten und Fetten. Mit verschiedenen Substanzen wie z. B. Catechinen (Grüntee und grüne Kaffeebohnenextrakte) oder scharfen Gewürzen können die Thermogenese verstärkt und Enzyme des Kohlenhydrat- und Fettstoffwechsels gehemmt werden, was insgesamt zu einer erhöhten Fettverbrennung führt. Durch gezielte Ernährung und Nahrungsergänzung kann aus einem Deponierer also durchaus ein Verbrenner entstehen. Dieser Zustand muss dann gepflegt werden. Er ist nicht genetisch.

Leider können wir uns nicht aussuchen, ob wir als Verbrenner oder als Deponierer geboren werden. Aber, wir können es verstehen! Es ist sogar entscheidend zu erfahren, welcher Stoffwechseltyp Sie sind.

Häufig verändert sich der Typ auch im Laufe des Lebens: vom schlanken, sportlichen und agilen jungen Menschen – meist so bis 35 Jahre – zum rundlichen Deponierer durchlaufen wir Menschen verschiedene Stadien. Schauen Sie sich beispielsweise Charly Chaplin an. In jungen Jahren der klassische Verbrennungs-Typ und nach seinem Zenit (also ungefähr nach dem 40. Geburtstag) hat er zugelegt und wurde extrem rund. Er ist vom Verbrenner zum Deponierer geworden. Wie viele Menschen in unserer Gesellschaft.

Die Gene alleine machen es also nicht aus. Es sind definitiv auch unser Verhalten und auf jeden Fall unsere Hormone, die bestimmen, ob wir Energie verbrennen oder deponieren. Das ist doch beruhigend zu wissen.

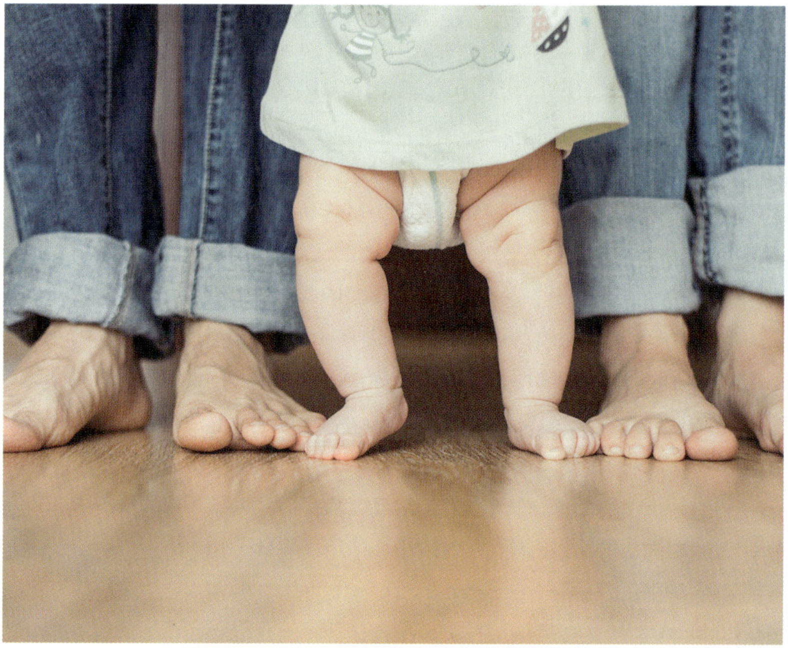

Schlank oder zum Übergewicht geboren? Verbrenner oder Deponierer, genetisch definiert.

TCM als Diät-Helfer

Die Traditionelle Chinesischen Medizin kann in Sachen Abnehmen eine große Hilfe sein. In der TCM spricht man von »Gu-Qi«. Das heißt Nahrungsenergie. Die Nahrungsenergie wird über unsere Mitte (dem Zentrum, der Verdauungsenergie) in verschiedene Säfte umgewandelt.

Stellen Sie sich unsere Mitte wie einen Ofen vor, der während der kalten Jahreszeit gefüttert wird. Wenn Sie diesen Ofen nun aus Mangel an gutem Holz mit feuchten Blättern und frischen Ästen weiterfeuern, entsteht Schlacke, kaum Wärme, viel Rauch und am Schluss eine ganze Menge Abfall.

Genau so beschreibt die TCM die Umwandlung der Nahrungsenergie in unserem Körper. Wenn wir mit schlackender, feuchtigkeitsbildender und kalt machender Nahrung unseren Stoffwechsel dauernd belasten, entsteht Schlacke-Feuchtigkeit. Und so kann der Stoffwechsel nicht mehr funktionieren. Der Verdauungsmotor ist dann inaktiv und die Abfallprodukte belasten unseren gesamten Organismus.

Sicher würden Sie Ihren Kamin auch nicht mit feuchtem Laub heizen, oder? Ähnlich ist es, wenn Sie mit feuchtigkeitsbildender Nahrung Ihren Stoffwechsel belasten.

Die TCM beschreibt sehr schön, was über die Mitte – in der TCM die Milz – mit falscher Ernährung geschieht.

Nahrung, die Schlacke fördert, ist tote Nahrung, also Fertignahrung, Fast Food, gehärtete Fette, Industriezucker, Mikrowellen-Speisen und viele moderne Nahrungsmethoden, die unser Körper aus seiner Jahrmillionen gewachsenen Struktur heraus nicht kennt und damit auch nicht umgehen kann. Dies ist ein Grund, mehr auf frische Nahrungsmittel zu setzen und möglichst *Convenience-Food* zu meiden! Tote Nahrung legt laut TCM unseren Verdauungsapparat lahm.

Wenn wir das ernährungswissenschaftlich durchleuchten wollen, müssen wir uns um die Mitte, die Bauchspeicheldrüse, kümmern. Es geht also um die Insulinproduktion.

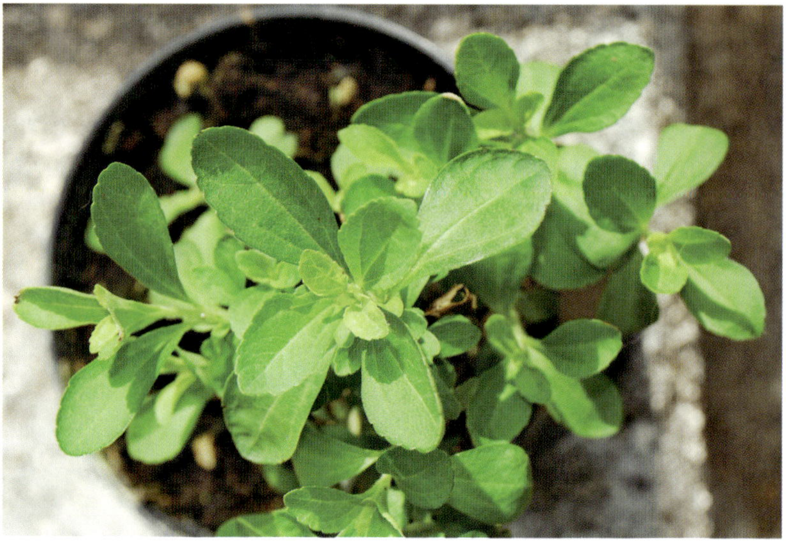

Stevia ist eine Pflanze, die ursprünglich aus Südamerika stammt. Die stark süßende Wirkung ist den Ureinwohnern schon seit Jahrhunderten bekannt.

Insulin wird bei Überversorgung von einfachen Kohlenhydraten um das Mehrfache der normalen Menge ausgeschüttet. Dies nennt man dann Hyperinsulinämie. Dabei wird alles, was nicht wirklich als Energie benötigt wird, in Fettdepots gelagert. Hier zeigt sich der große Unterschied zwischen dem Verbrenner und dem Deponierer: Beim Deponierer geschieht das so, wie eben beschrieben, beim Verbrenner wird der Rest an Energie einfach in Körperwärme umgesetzt.

Finger weg von synthetischen Süßstoffen! Sie täuschen die Insulinproduktion im Körper.

Synthetische Zuckerersatzstoffe suggerieren unserem Gaumen Kohlenhydrate. Unser Körper schüttet also Insulin aus. Nun gibt es aber keine Kohlenhydrate, die im Blut ankommen. Das Resultat lautet: Hyperinsulinämie. Das Verrückte ist allerdings: Unser Körper ist lernfähig. Wenn Sie also dauernd künstlich gesüßte Getränke zu sich nehmen, merkt sich das unser Hirn und wird irgendwann die Insulinproduktion bei Süße reduzieren oder gar stoppen. Diabetes entsteht!
Also bitte Finger weg von synthetischen Süßstoffen. Wenn sie rein pflanzlich sind, kann unser Organismus damit umgehen (z. B. Stevia). Synthetische Süßstoffe, die die Zungennerven nur täuschen, ergeben die oben genannte Reaktion.

Wenn nun Insulin Kohlenhydrate zu Fettzellen befördert, beginnt ein Countdown. Das Fett kann für circa fünf Stunden nicht mehr aus den Zellen abgebaut werden. Und wenn der Betroffene innerhalb dieser fünf Stunden wieder etwas Kohlenhydratreiches isst, beginnt der Countdown von Neuem. Ein Teufelskreis entsteht.

Wenn Sie also Kohlenhydrate zu sich nehmen und der Körper mit einer erhöhten Insulinausschüttung reagiert, stoppt das Insulin die Fettverbrennung komplett. Und das für fünf Stunden!

Entscheidend dabei ist die glykämische Last. Je tiefer sie ist, desto weniger Insulin muss ausgeschüttet werden. Deshalb sind Lebensmittel mit tiefer GL besser für die Gewichtsreduktion.

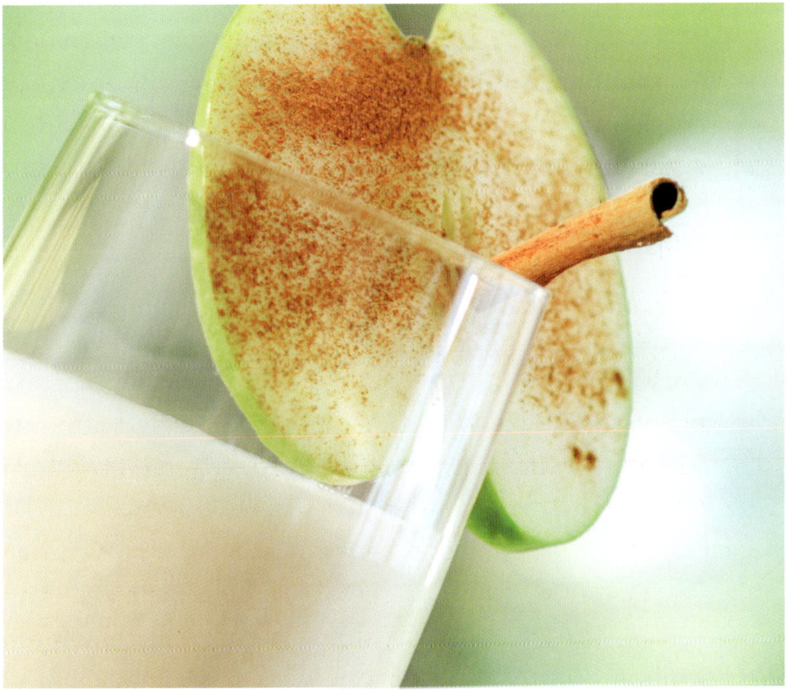

Gewürze liefern Capsaizine! Diese heizen die Thermogenese auf, und der Stoffwechsel geht hoch!

Tipps für den Fettabbau

Um diesen Teufelskreis zu durchbrechen, gibt es ein paar Regeln. Nutzen Sie die Ihnen bekannte Auflistung nun nochmals, um sich über jeden dieser Punkte Gedanken zu machen. Vielleicht ist jetzt schon einiges klarer.

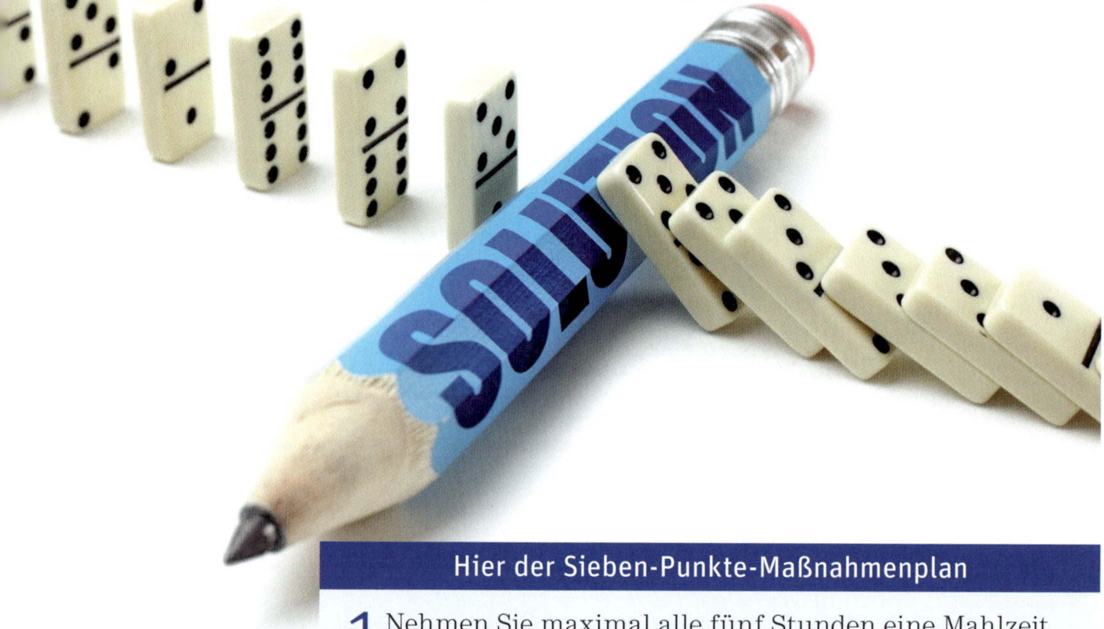

Hier der Sieben-Punkte-Maßnahmenplan

1 Nehmen Sie maximal alle fünf Stunden eine Mahlzeit zu sich. Trinken Sie zusätzlich über den Tag verteilt Basen-Tee, Wasser und/oder den Basen-Metabol-Drink. Drei Mahlzeiten täglich sollten reichen.

2 Ihr Abendessen sollte nicht zu spät stattfinden. Je früher, desto besser.

3 Ihr Abendessen sollte zum größten Teil aus Eiweiß bestehen. Etwas Fett ist erlaubt, allerdings sollte es sich dabei um ungesättigte Fettsäuren handeln. Hier gilt, je weniger, desto besser. Kohlenhydrate haben bei Ihrer Abendmahlzeit nichts verloren. Im besten Fall nehmen Sie abends den Probiotik-Eiweiß-Drink zu sich.

Hier der Sieben-Punkte-Maßnahmenplan

4 Regen Sie Ihre Hormone mit Bewegung an. Sport, Spazierengehen, Schwimmen, Yoga etc. Eine halbe Stunde Bewegung täglich sollte möglich sein!

5 Aktivieren Sie einen Muskelaufbaureiz. Das geht in den eigenen vier Wänden mit einem Mini-Krafttraining oder natürlich mit ausgiebigem Fitness-Training. Das sollte am Nachmittag oder idealerweise am Abend geschehen! Entscheidend ist die partielle Belastung eines oder mehrerer Muskeln für den Muskelaufbaureiz über Nacht.

6 Schlafen Sie während Ihrer Abnehmphase genug. Ideal ist der Schlaf vor Mitternacht, das heißt nach der TCM: Ruhen Sie ausreichend vor 23.00 Uhr, denn dann fängt die Gallenblase-Leber-Phase an. Wichtig ist der Schlaf vor 01.00 Uhr, denn die Leber macht von 01.00–03.00 Uhr nachts meistens Zicken und verhindert die Regeneration! Sie können diese Zeit allerdings mit Punkt 7 auch variieren.

7 Aktivieren Sie Ihren Stoffwechsel und die Nachtruhe mit Kräutertees, die aus der Sicht der TCM den Schlaf ausgleichen. Ein Abend-Metabol-Tee gleicht den Zucker-Fettstoffwechsel aus – 21.00 Uhr abends ist dazu die geeignete Umstellungsphase – und beruhigt Leber und Gallenblase, damit die Nachtruhe zur Regenerations- und Aufbauphase wird.

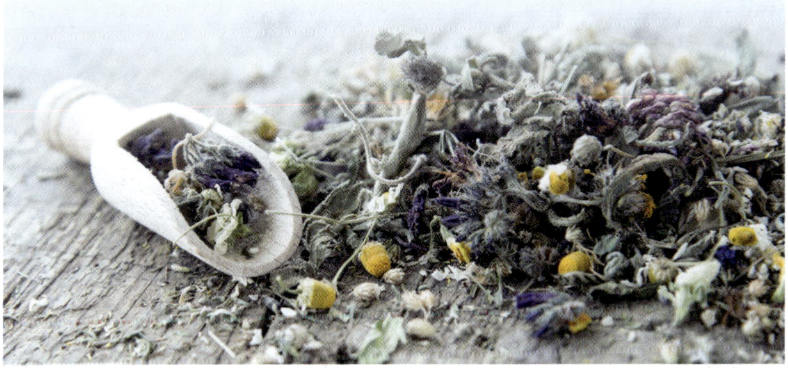

Von zentraler Bedeutung sind guter Schlaf und keine Kohlenhydratbelastung in der Nacht!

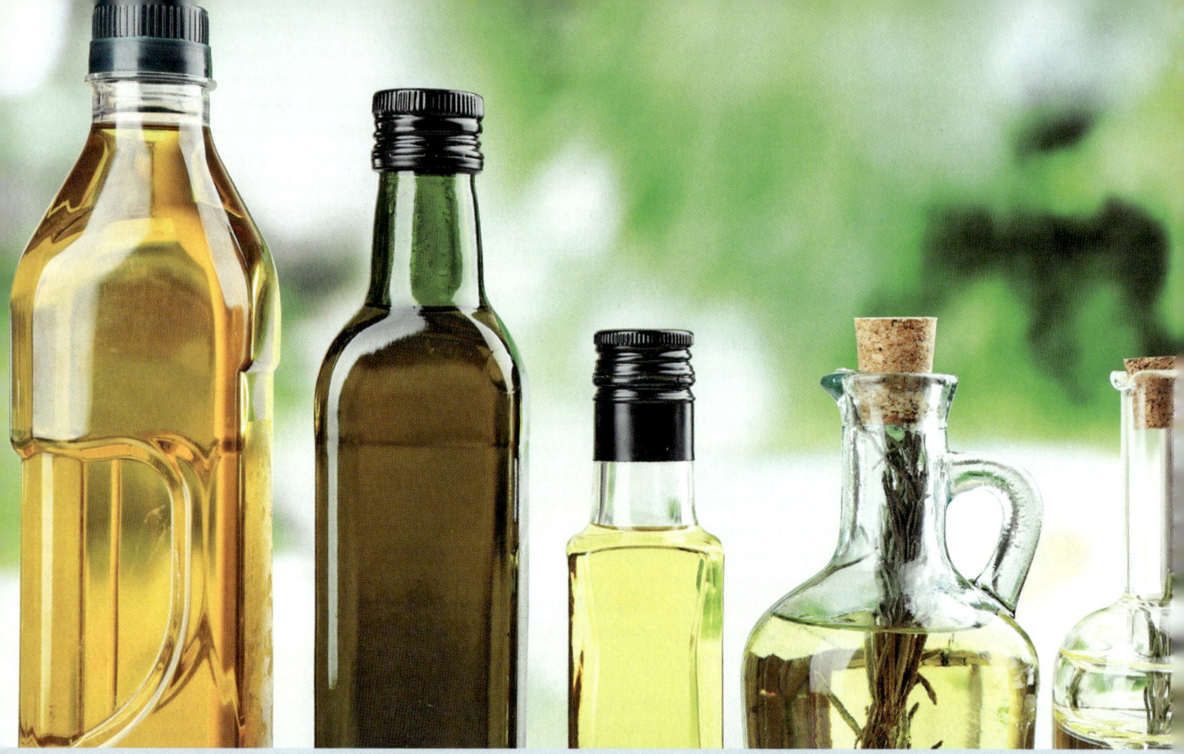

Feines Öl gegen das Bauchfett

Mit Fett Fett auflösen

Fett ist durchaus in Ordnung, aber es müssen ungesättigte Fettsäuren sein. Alle Fette, auch schlechtes Fett (das sogenannte gehärtete Fett wie in Margarine, billigen Frittierölen, Fertig-Food, Fleischprodukten usw.) landet in einem Bogen über die Leber direkt im Herzen. Von hier aus werden die Fette dann im ganzen Körper verteilt.

Gute Fette wie in Olivenöl, Distelöl, Rapsöl und anderen, kalt gepressten Ölen wirken wie ein Balsam auf Herz und Gefäße. Viele Studien zeigen die wohltuende Wirkung von Olivenöl im Zusammenhang mit Arteriosklerose, Alzheimer oder auch mit Stress. Auch bei Rheuma, Arthritis und bei der Krebsprophylaxe gibt es Nachweise der Wirksamkeit. Wir sprechen hier allerdings von der Produktart Extra Vergine! Dabei ist aber zu beachten, dass kein zweites Lebensmittel auf dem Markt derart verunreinigt und falsch angepriesen wird. Ein extravergine Olivenöl für ein paar Euro kann es gar nicht geben. Ein wirklich reines, gutes, extravergine Olivenöl kostet definitiv einen zweistelligen Betrag. Mit Billigprodukten wird man sich hier nur belügen, nachdem man von der Lebensmittelindustrie bereits schon betrogen wurde.

Ein gutes Öl ist nicht nur gesund, sondern schmeckt einfach köstlich!

Durch eine Enzymblockade im Fettgewebe wird die Fettsäuresynthese gehemmt. Damit wird die Neueinlagerung von Fetten geschwächt. Das bedeutet: weniger Aufnahme von Fett und damit eine geringere Gewichtszunahme.

Ebenso wird dem guten kalt gepressten Pflanzenöl eine wohltuende Wirkung auf den Darm nachgewiesen. Allerdings gibt es eine Einschränkung für diese Öle, denn sie vertragen keine Hitze und die ungesättigten Fettsäuren werden zerstört. Wenn Sie frittieren wollen, können Sie auch ein günstiges Frittieröl verwenden.

Ein weiteres Plus für die kalt gepressten Öle: Sie sind Radikalen-Fänger. Das heißt, sie wirken antioxidativ. Das bedeutet aber leider auch, dass sie die *schlechten* Ionen aus der Luft binden. Deshalb gilt: Deckel sofort nach Gebrauch wieder drauf und ab in den Kühlschrank!

Ein Tipp noch: Lagern Sie das Öl nicht in Plastikflaschen, die Weichmacher übertragen sich auf die Flüssigkeit.

Ungesättigte Fettsäuren

Je höher der Anteil der einfach und mehrfach ungesättigten Fettsäuren, desto höher die zellbildende Wirkung. Je tiefer der Wert ist und je höher die Anzahl der gesättigten Fettsäuren, desto mehr wird das Fett im Körper in Form von überflüssigen Pfunden gespeichert!

Tabelle – klassische Fettlieferanten

Lebensmittel	Gesättigte Fettsäuren in Prozent	Einfach ungesättigte Fettsäuren in Prozent	Mehrfach ungesättigte Fettsäuren in Prozent	Omega-3	Omega-6
Butter	71	24	5		
Distelöl	10	15	75	1	150
Fisch	5–10	25–40	50–85		
Fleischfett	60–70	25–35	3–5		
Geflügelfett	36	37	27		
Kokosfett	92	6	2		
Leinöl	10	40	50	4	1
Maiskeimöl	14	29	57	1	52
Milchfett (Sahne)	60	37	3		
Olivenöl	19	73	8	1	9
Palmöl	46	44	19		
Rapsöl	6	63	31	1	2
Schweineschmalz	41	49	8		
Sesamöl	17	40	43		
Sojaöl	14	24	54	1	7
Sonnenblumenöl	8	27	65	1	120
Walnussöl	49	10	41	1	4

Sehr empfehlenswert | Mäßig | Schlecht

Vorsicht vor schweren Light-Produkten

Light. Tönt gut. Damit wird suggeriert, dass man »leicht« wird. Dabei gab es wohl noch nie so viele übergewichtige Menschen wie heute. Und das trotz Light. Als Light werden kalorienreduzierte Produkte mit Austauschstoffen angeboten. Häufig werden Zucker, immer mehr aber auch gesunde Fette reduziert. Dabei sind die Austauschstoffe aus der Sicht der lebensnotwendigen Vitalstoffe (Vitamine, Mineralstoffe etc.) nicht nur meistens komplett wertlos, sie bieten dem Verdauungstrakt meist viele synthetische Inhaltsstoffe an, welche regelrecht als »Chemische Kampfstoffe« bezeichnet werden können. Bei der Verarbeitung künstlicher Süßstoffe zum Beispiel entstehen gefährliche Nervengifte. Verlust des Hörvermögens, Sehstörungen, Gedächtniseinschränkungen und vieles mehr sind typische Langzeitschäden, welche sich durch die »Wunderpillen« als Zuckerersatz einstellen.

Nehmen wir Aspartam. Es besteht aus Phenylalanin, Asparaginsäure und Alkohol (Methanol). Während der Verdauung zerfällt Aspartam wieder in seine drei Ausgangsstoffe. Dabei müssen Produkte, welche Aspartam beinhalten, die Warnaufschrift tragen: »Enthält Phenylalanin«. Aber kaum ein Kunde weiß, was das für eine Warnung ist! Sie stellt eine typische Irreführung dar. Die Aminosäure Phenylalanin kann nicht verstoffwechselt werden und reichert sich im Gehirn an. Sie gilt als eine der Quellen zivilisationsbedingter Hirndegenerationen in Form von Demenz, Gedächtnisverlust, Konzentrationsverlust, Alzheimer, sie führt bei Kindern in indirekter Folge zur Behinderung des Körper- und Organwachstums. Kindern Lightprodukte zu geben, ist meiner Ansicht nach Körperverletzung.

Erst als die staatlichen Zuckerhersteller einen Jointventure-Vertrag mit China zum Import von Stevia im Köcher abgeschlossen hatten, wurde das Gesetz geändert.

Natürlich gilt auch hier wie immer: Die Menge macht das Gift. Ein Cola Light oder eine Diätmargarine einmal pro Woche ist sicher kein Problem.

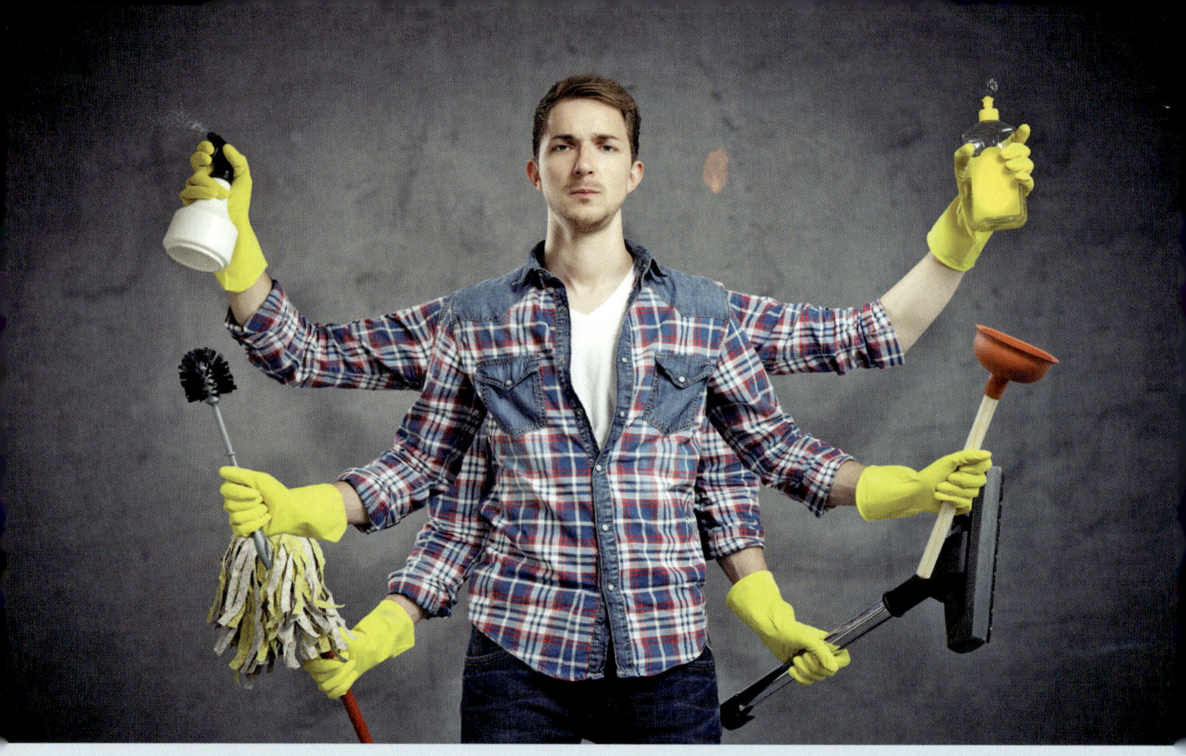

Nachtarbeit am Traumkörper

Eiweiß ist nicht gleich Eiweiß

Normalerweise holt Ihr Organismus während der Nachtruhe Energie aus den Fettdepots, um Reparatur-, Regenerations- und Aufbauarbeiten durchzuführen. Nachts wird also echte Arbeit geleistet, um Ihrem Traumkörper näher zu kommen.

An folgendem Beispiel will ich Ihnen die nächtliche Arbeit Ihres Organismus' verdeutlichen:
Stellen Sie sich eine Arbeitsgruppe vor, welche jede Nacht einen Großbetrieb reinigt, verschönert und auch noch Ausbauarbeiten durchführt. Was braucht diese Mannschaft für die Erledigung ihrer Aufgaben?

- Personal, in unserem Fall die Hormone, die die Steuerung der Aufgaben übernehmen.
- Putz-, Reparatur- und Baumaterial, also hier hauptsächlich die Eiweiße.
- Geräte und Energie (Strom, Benzin, Verpflegung): Diese sollte idealerweise aus den Fettdepots geholt werden.

Für uns bedeutet das: Hormone arbeiten als Regulatoren, Eiweiße (Protein, Aminosäuren) dienen dem Aufbau (auch dem der Hormone) und das Fett fungiert als Energiedepot.
Und hier haben wir das Problem: Wenn nun über Nacht während dieser Regenerations-, Reparatur- und Aufbauphase Kohlenhydrate im Überfluss vorhanden sind, wieso sollten denn Fettreserven benötigt werden? Wenn Energie im Blut ausreichend vorhanden ist, wieso sollte der Organismus sich dann um neue Energie bemühen?
Im Gegenteil: Wenn die Energie im Blut in Form von Kohlenhydraten zu viel ist, wird erneut der Fünf-Stunden-Countdown gestartet, Fett kann gar nicht abgebaut werden und überschüssige Kohlenhydrate werden sogar über Nacht noch in Fettdepots entsorgt!

Den Weg des geringsten Widerstandes gehen auch die nächtlichen Regenerationsarbeiten. Ist Zucker im Blut vorrätig, wieso soll dann der Aufwand einer Fettumwandlung gemacht werden?

Problemfall Eiweiß

Aminosäuren (also Eiweißbausteine) werden für alle Reparatur- und Aufbauarbeiten benötigt. Wenn Eiweiß aber nicht in ausreichender und geeigneter Form zur Verfügung steht, wie sollen denn die Arbeiten dann erledigt werden? Geschweige denn die Muskeln gar noch gestärkt oder vergrößert werden?
Da wären wir wieder bei der erwähnten Baugruppe im Großbetrieb, die hoch motiviert ist, eine neue Wand zu bauen. Aber ihr fehlen die richtigen Ziegelsteine und der Mörtel für ihre Arbeit!

Nun ist Eiweiß nicht gleich Eiweiß. Im Fachjargon spricht man von Eiweißwertigkeit. Je höher diese Wertigkeit ist, desto idealer ist die Resorptionsfähigkeit über den Verdauungsweg. Das heißt, desto mehr von dem Protein kommt auch wirklich im Blut an und steht für die Arbeiten zur Verfügung.

Die Eiweißwertigkeit wird bestimmt durch die Anzahl und die Kombination der verschiedenen essenziellen Aminosäuren. Das sind Eiweißbausteine, die wir durch Nahrung aufnehmen müssen.

Die Eiweißwertigkeit verschiedener Lebensmittel

Eiweißwertigkeit 100 entspricht einem Hühnereiweiß.
Dies ist der Standardmesswert.
Fleisch-Protein liegt zwischen 40 und 80. Bei Milch und Milchprodukten ist der Wert bei 60–90 (UHT-Milch [= ultrahochtemperiert] etwa 60, Bio-Frischmilch bis 90) und pflanzliches Eiweiß liegt zwischen 60 und 90.

Jede Eiweißquelle darf natürlich mit anderen Eiweißquellen kombiniert werden. Dabei kann es im schlechtesten Fall geschehen, dass durch die Kombination die Wertigkeit sogar fällt. Dies geschieht aber nur bei tierischem Eiweiß.
Eine Kombination von pflanzlichen Eiweißen bringt aber immer eine Steigerung der Eiweißwertigkeit. So kann z. B. das hochwertige Sojaeiweiß (bitte frei von gentechnischen Veränderungen) mit Hanfeiweiß kombiniert werden. Das Sojaeiweiß mit einer Wertigkeit von rund 90 mit Hanfeiweiß mit einer Wertigkeit von ca. 75 (Verhältnis 75 Prozent Soja, 25 Prozent Hanf) ergibt eine Eiweißwertigkeit von über 130! Was natürlich ein Traumwert ist. Diese Kombination wird im Probiotik-Eiweiß-Drink verwendet, damit nach der Aufnahme des Drinks dem Körper wirklich alle essenziellen Aminosäuren in der Nacht zur Verfügung stehen!
Essen Sie am Abend also vor allem eiweißreiche Nahrung und verzichten Sie, wenn möglich, komplett auf Kohlenhydrate. Etwas Fett ist erlaubt, aber auch hier – je weniger desto besser und mit einem möglichst hohen Anteil an ungesättigten Fettsäuren.

Nutzen Sie für die Auswahl die Eiweiß-Tabelle, siehe Seite 94.

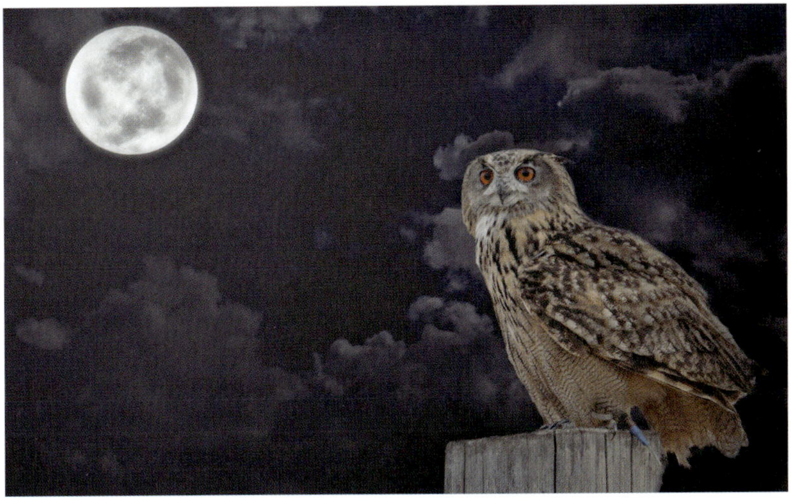

Nachts ist Regenerationszeit. Wir sind keine Nachteulen!

Gesunder Schlaf

Wenn es dunkel wird, sollten wir eigentlich so langsam müde werden. Durch das Melatonin im Blut wird Nachtruhe verordnet. Wenn Sie zu den Nachteulen gehören, haben Sie bereits ein *von der Norm abweichendes* Hormonbild, denn nachts wird von körperlich aktiver Tagesenergieleistung auf Nachtruhe in Form von Regeneration und Aufbau umgestellt, und unsere Wachstumshormone beginnen zu arbeiten. Sie steuern die überaus wichtige Regeneration. Dabei werden alle defekten oder fremden Zellen im Körper ausgetauscht oder entsorgt. Äußerliche und innerliche Wundreparaturen werden vor allem in dieser Phase erledigt. Minimale innere Wunden entstehen den ganzen Tag durch falsche Bewegungen, Mikro-Zerrungen oder Verdauungsprobleme – aber auch durch unser abendliches Muskeltraining (→ Seite 74ff.). Hier produzieren wir viele Muskelfibrillenrisse. Diese werden vom Wachstumshormon erkannt. Nun entscheidet dieses Hormon, ob etwas repariert oder aufgebaut und vergrößert werden muss. Wenn dieser Reiz, etwas zu vergrößern, über mehrere Abende gesetzt wurde, beginnt der aktive Aufbau der Muskulatur. Dann fühlen wir uns tagsüber stärker und belastbarer.

Das Ganze funktioniert natürlich nur, wenn die Hormone auch ausreichend Baustoffe für die Reparatur und Regeneration haben – also über das wichtige, bioverfügbare Eiweiß mit hoher Wertigkeit verfügen!

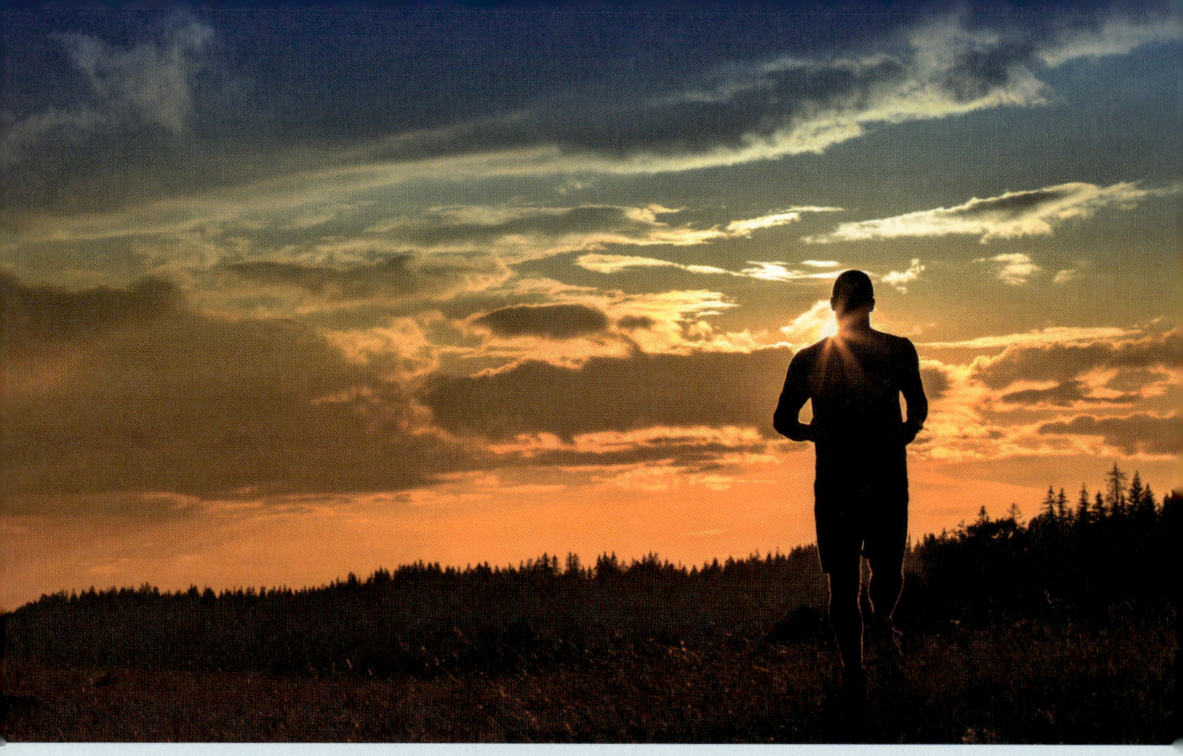

Abendsport ist Mord?

Es ist nachvollziehbar, dass übergewichtige Menschen weniger sportlich sind, denn sonst hätten sie ihr Grundproblem ja schon überwunden. Bewegung ist wichtig, aber mithilfe des mehrfach vorgestellten Maßnahmeplans können Sie Ihr Gewicht ebenfalls in den Griff bekommen – auch hier geht es aber nicht ganz ohne den täglichen Muskelreiz!
Halten Sie sich die sieben Punkte des Plans immer wieder vor Augen! Denn das ist der Abnehm-Schlüssel, den Sie befolgen sollten! Punkt 4 und 5 (⟶ Seite 65) sehen wir uns genauer an:

4 Sie regen Ihre Hormone mit Bewegung an. Spazierengehen, joggen, schwimmen. Eine halbe Stunde Bewegung täglich sollte möglich sein.

5 Sie aktivieren einen Muskelaufbaureiz. Das geht auch zu Hause mit einem Mini-Krafttraining oder natürlich mit ausgiebigem Fitness-Training. Dieser Muskel-Aufbau-Reiz sollte gegen Abend gegeben werden.

Ein Spaziergang oder leichtes Training am Abend fördert nicht nur die Muskulatur und die Hormone, es beschwingt auch den Geist und fördert die Kreativität!

Nummer 4 ist einfach. Gehen Sie jeden Tag etwa 30 Minuten spazieren, schwimmen oder bewegen Sie sich ganz nach Ihren Vorlieben. Das war's. Damit kurbeln Sie Ihren Hormonhaushalt enorm an! Adrenalin und Noradrenalin werden ausgeschüttet und bewirken Muskelwachstum. Wenn Sie bei Tageslicht für Bewegung sorgen, ist es ideal, wenn es aber bereits dunkel ist, ist es auch in Ordnung. Bewegung und Sauerstoff sind entscheidend, deshalb ist Sport in der freien Natur natürlich allem anderen vorzuziehen.

Bei Nummer 5 müssen wir nun einhaken. Es ist für das Abnehm-Programm wesentlich, einige Ihrer Muskeln aktiv zu überlasten. Das heißt, sie gehen über 100 Prozent der normalen Belastungsgrenze und schaffen so ein Säure-Milieu. Ein Muskelkater wird am Folgetag entstehen. Durch die Krafttrainingsübungen wird über Nacht ein Feuer in Ihrem Körper entzündet. Damit wird Ihr Stoffwechselumsatz um ein Vielfaches erhöht. Der Körper verbraucht enorm viele Kalorien und baut für den Aufbau und die Regeneration viele Fettreserven ab!

Empfehlung: Vitalpflaster kleben

Schlafen Sie nachts mit Vitalpflastern, dann haben Sie kaum Muskelkater. Überhaupt sind die Vitalpflaster während Ihrer ganzen Diätphase sehr gewinnbringend. Sie schlafen deutlich besser und entschlacken und entgiften dabei aktiv! Mehr darüber erfahren Sie in meinem Buch: »Das Vitalpflasterbuch«, inklusive Akupunkturatlas für den Pflasterspezialeinsatz.

Glücklicherweise sind gerade in der Anfangsphase die Muskeln sehr schnell überlastet. Es wird Sie kaum einen Schweißtropfen kosten. Konzentrieren Sie sich während der Startphase auf wenige, vor allem große Muskeln und Muskelgruppen.
Zu den großen, voluminösen Muskeln gehören Quadrizeps (vordere Oberschenkel), Gesäß, Bauch- und Brustmuskulatur. Gut eignen sich auch noch die Waden und Bizeps/Trizeps.
Sie sollten natürlich nicht jeden Abend dieselben Gruppen überfordern. Es reicht, wenn Sie täglich zwei oder drei Muskeln im gesunden Maße *überstrapazieren*.
Nun suchen Sie sich Bewegungen aus, welche Ihnen helfen, ohne große Mühe diese Muskeln zu überlasten. Und ich verspreche Ihnen, Sie werden dabei nicht oder kaum ins Schwitzen kommen. Natürlich dürfen Sie sich anstrengen und auch sehr viel trainieren – aber meine Tipps sollen auch all denen helfen, die von ihrer Grundkonstitution her nicht sehr sportlich sind.

Wichtig vor dem Training: Wärmen Sie sich ein wenig auf, und machen Sie alle Bewegungen langsam und schonend, um Zerrungen zu verhindern!

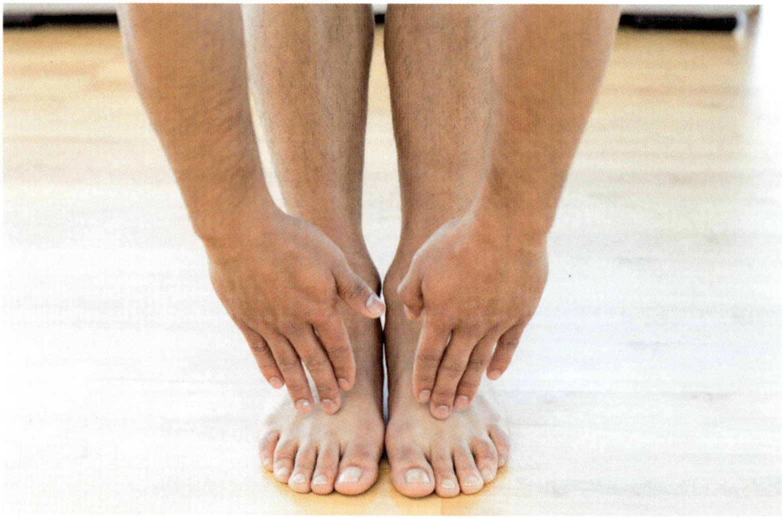

Entwickeln Sie Ihr individuelles Trainingsprogramm, mit dem Sie sich wohlfühlen und dennoch Ihre Muskeln überlasten.

Beispielübungen

Oberschenkel

Lehnen Sie sich mit dem Rücken in der Sitzposition an eine Wand. Der Rücken ist flach an der Wand, Ihre Beine sind abgewinkelt, wie wenn Sie auf einem Stuhl sitzen würden. Die Füße stehen flach auf dem Boden.

Innerhalb von Sekunden werden Sie Wärme, Anstrengung und mit der Zeit gar ein Brennen in den Oberschenkeln verspüren. Bleiben Sie in dieser Position, solange Sie es aushalten, und wiederholen Sie die kleine Übung ein- oder zweimal.

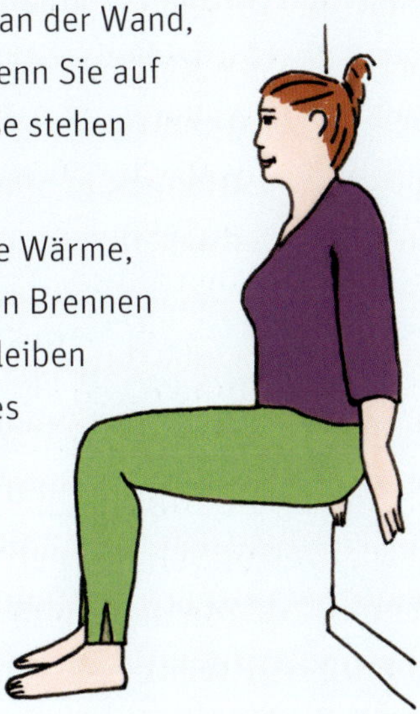

Wenn es brennt, passiert es. Sie setzen damit einen Reiz, der in der Nacht für Aufbau und Fettverbrennung sorgt.

Gesäß

Die eben genannte Übung hat sicher auch schon Ihren Po beansprucht. Nun legen Sie sich mit dem Bauch aufs Bett. Die Beine strecken Sie ab dem Becken über den Bettrand hinaus. Halten Sie sich mit den Händen fest.

Nun heben Sie die gestreckten Beine ein paar Zentimeter in die Höhe und versuchen, diese Position zu halten, solange Sie können. Wiederholen Sie die Übung bis zu dreimal.

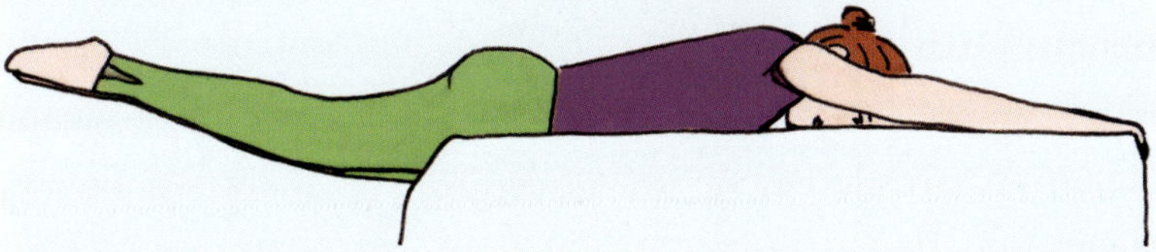

Bauch

Drehen Sie sich auf dem Bett auf den Rücken. Legen Sie Ihre Hände flach unter das Gesäß, die Handflächen weisen nach unten, der untere Rücken sollte aufliegen.

Heben Sie die Beine nun an und gehen Sie nicht ins Hohlkreuz. Halten Sie diese Position, solange Sie können und wiederholen Sie die Übung ein paar Mal.

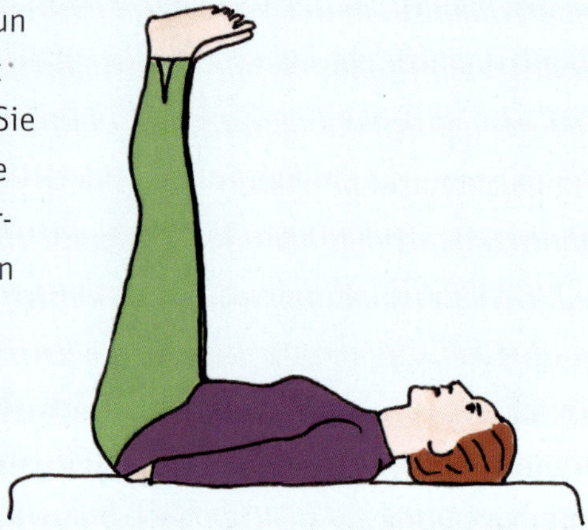

Brust

Wenn Sie noch Kraft haben, können Sie jetzt die Brustmuskulatur aktivieren. Machen Sie Liegestützen – altbekannt, aber immer noch effizient.

Zu Beginn geht's vielleicht noch nicht so reibungslos und sieht auch nicht sehr gut aus, aber es gibt hier keine Noten für die Ästhetik. Wir wollen nur eine Brustmuskelübersäuerung erzielen. Das ist alles.

Es gibt viele geeignete Muskeltrainingsgeräte auch für zu Hause. Ich kann sie nur empfehlen. Dabei sind häufig nur wenige, kleine Helfer notwendig.

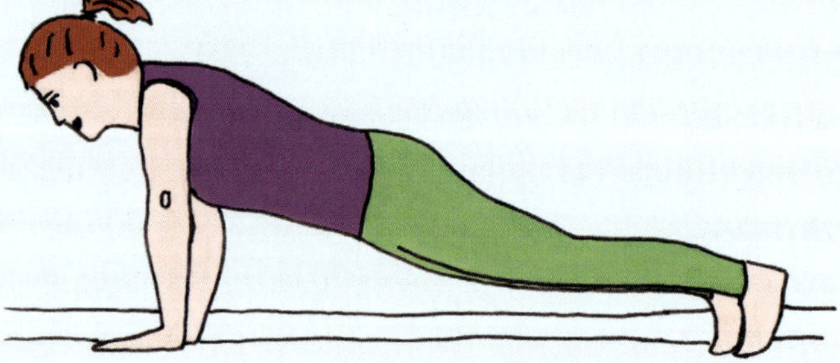

Trizeps/Bizeps

Trainieren Sie die hintere Oberarmmuskulatur: Wenn Sie sich gerade schon auf dem Bett oder auf dem Sofa befinden: Setzen Sie sich ganz an den Rand. Strecken Sie die Beine aus und halten Sie den Rücken gerade. Die Füße berühren den Boden mit den Fersen. Nun stützen Sie die Hände an der Sofa-/Bettkante auf und lassen Ihren Po langsam gegen den Boden gleiten. Nun langsam wieder nach oben drücken und wieder runter ... Wiederholen Sie diese Bewegung, so oft es Ihnen gelingt!

Für den Bizeps suchen Sie sich einfach einen Gegenstand, etwa eine Tüte Milch, ein Päckchen Mehl etc. Nehmen Sie ihn in die Hand und heben Sie ihn aus der Armbeuge heraus immer wieder an. Die Oberarme liegen dabei rechts und links am Körper an. Bei der Übung sollten Sie gerade stehen, die Füße etwa hüftbreit auseinander halten und die Bauchmuskulatur anspannen. Wiederholungen ganz nach Wunsch!

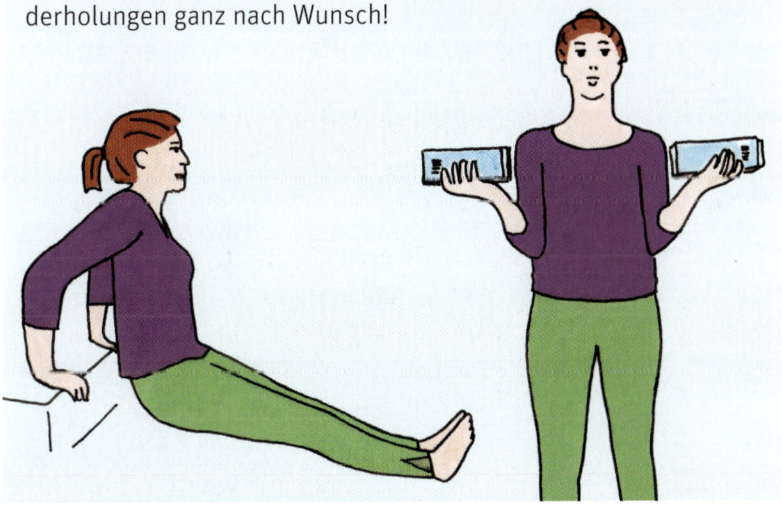

Sie können Muskelüberreizungsübungen auch irgendwann täglich einfach mit einbauen. Am Arbeitsplatz, zu Hause und unterwegs. Jederzeit einfach aktiv überreizen.

Starten Sie einfach mit diesen leichten Übungen und suchen Sie sich jeden Tag einige davon aus, es müssen sicher nicht alle auf einmal sein. Natürlich ist ideal, wenn Sie am Spätnachmittag oder am Abend ins Fitnesscenter oder auf den Trimm-dich-Pfad gehen. Gerade zu Beginn eines Abnehm-Programms soll hier aber niemand überfordert werden.

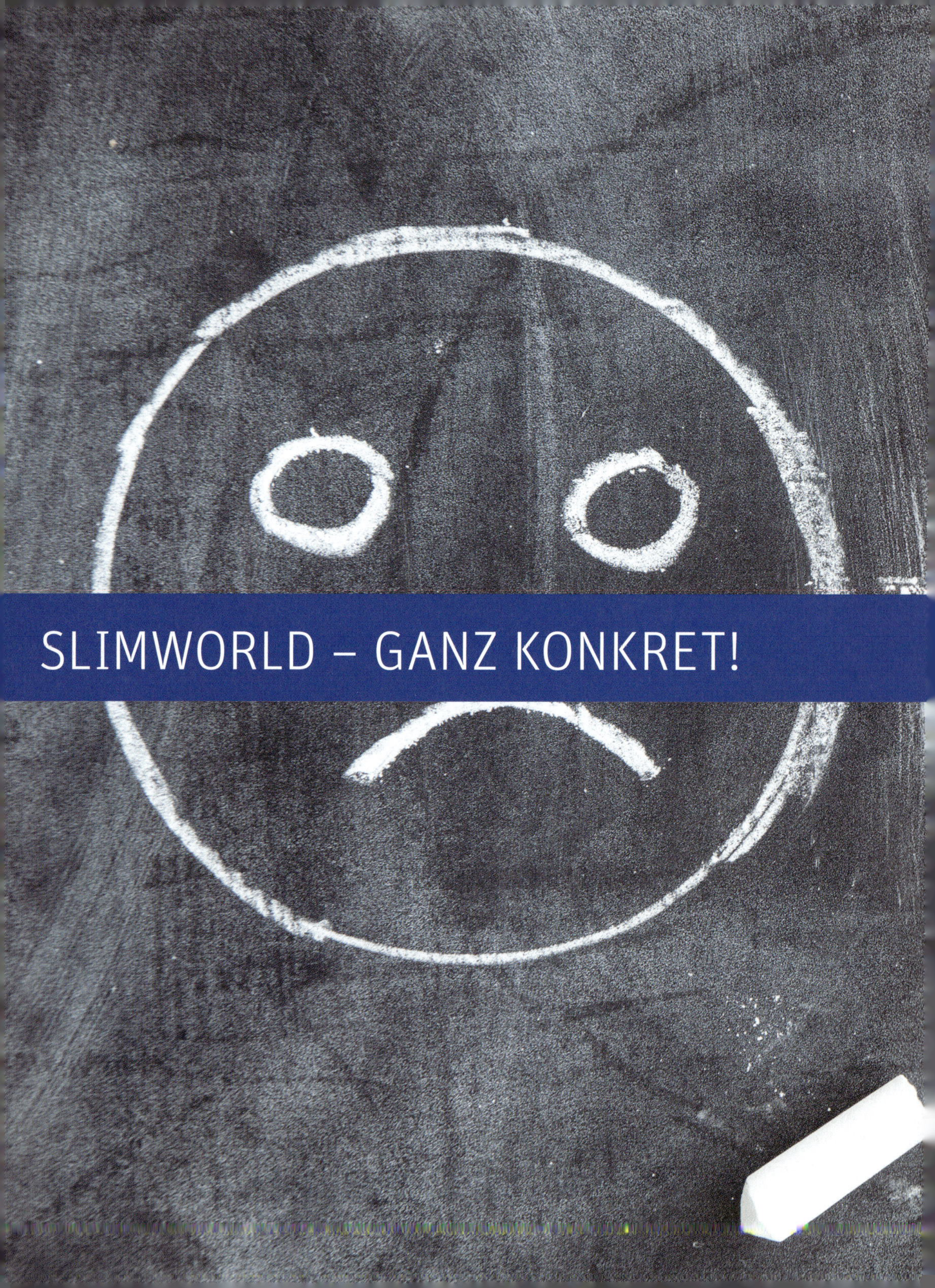

SLIMWORLD – GANZ KONKRET!

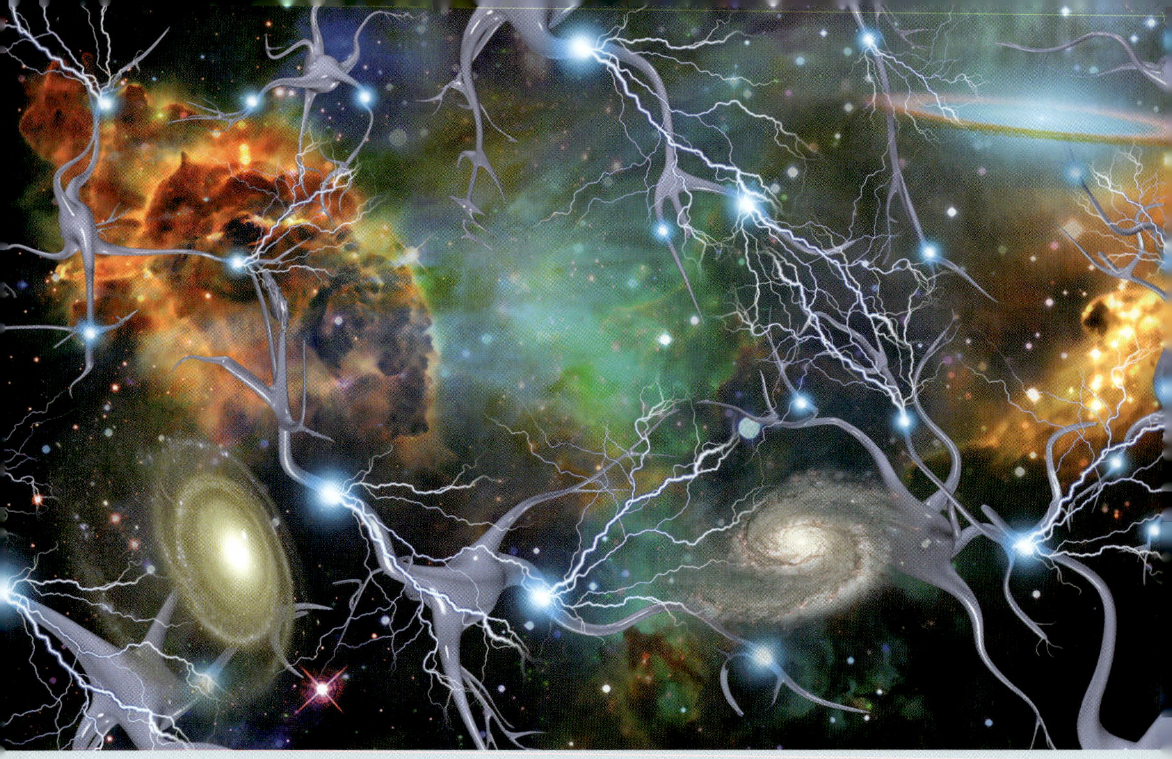

Gesteigerte Power trotz Diät?

Die Nacht ist, wie wir erkannt haben, wichtig. Aber tagsüber brauchen wir Energie, um die Herausforderungen des Alltags meistern zu können. Und gerade hier ist der Unterschied zwischen den Verbrennern und den Deponierern wesentlich.

Der Energiestoffwechsel wird in unseren Zellen vor allem durch die Mitochondrien gesteuert. Mitochondrien sind die kleinen Energiekraftwerke, die alles am Laufen halten.

Eine medizinische Forschungsgruppe in Holland hat in fast zwei Jahrzehnten herausgefunden, dass der Unterschied zwischen Verbrennern und Deponierern fast ausschließlich in der Aktivität der Mitochondrien liegt. Die Mitochondrien werden durch Aminosäuren (Eiweiße) indirekt gesteuert. Denn durch die Eiweißketten werden Hormone gebildet.

Ein Verbrenner hat aktive, voll ausdehnende Mitochondrien. Bei einem Deponierer sind sie träge, zusammengekringelt und strecken sich nur gering.
Stellen Sie sich Mitochondrien als spiralförmige Federn vor. Sie ziehen sich auf den einen Reiz hin selbstständig zusammen und auf den anderen hin springen Sie dann plötzlich auf und erzeugen damit Energie.
Der Reiz, den sie bekommen, wird hauptsächlich durch die zwei Adrenalinarten ausgelöst. Diese beide Hormone, Adrenalin und Noradrenalin, werden durch Eiweißbausteine hergestellt. Dabei ist es wichtig zu verstehen, dass die richtige Form von Eiweiß hier wieder entscheidend ist.
Trotzdem ist gerade bei Deponierern häufig nicht mal das Fehlen des Reizes durch Adrenalin der Auslöser für die minimierte Energieleistung der Mitochondrien. Die Zellkraftwerke haben es meistens einfach verlernt, aktiv zu sein. Zudem nimmt die Mitochondrientätigkeit bei zunehmendem Alter leider fast automatisch ab. Man könnte diese Zellalterung stoppen, gar umkehren. Dazu braucht es aber Anstrengung ... und die Einhaltung des Sieben-Punkte Maßnahmenplans.

Die Zellkraftwerke Mitochondrien müssen wieder trainiert werden!

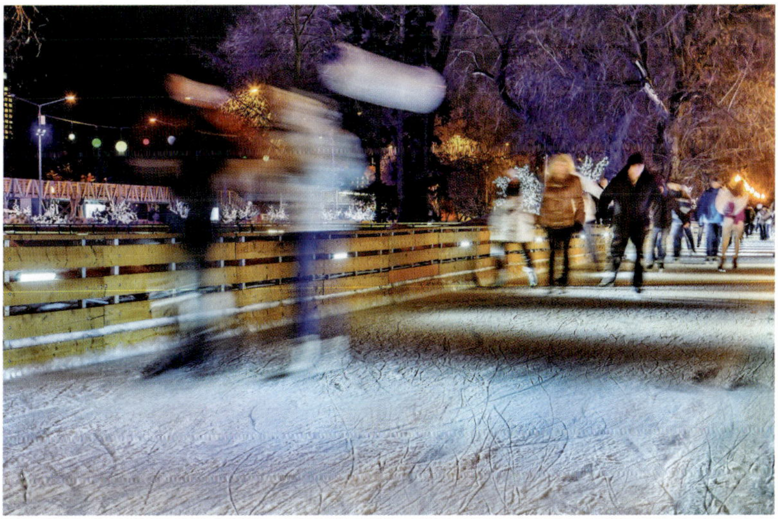

Wie lange ist es her, dass Sie eine nächtliche Runde auf dem Eis gedreht haben?

Wenn die Mitochondrien nur noch einen Teil ihrer Energieleistungsfähigkeit aufweisen, kommt uns die Biochemie vor allem der Pflanzen zu Hilfe. Durch gewisse Botenstoffe können die Mitochondrien wieder lernen, aktiver zu werden.

Stoffe, die die Mitochondrien anregen

Grüner Tee hilft bei vielem – auch beim Abnehmen!

Der bekannteste Stoff, der wissenschaftlich nachgewiesen ist, heißt Catechin. Catechin ist ein Wirkstoff aus dem grünen Tee und den grünen Kaffeebohnen (d. h. vor dem Rösten). Catechin hat die Eigenschaft, die Mitochondrien regelrecht wachzurütteln und ihnen das Bewegen wieder beizubringen. Deshalb verwenden wir Catechin für den Basen-Metabol-Drink, damit der Tages-Stoffwechsel deutlich erhöht wird.
Die Reaktionen der Menschen, die mit diesem Drink arbeiten, ist fast immer dieselbe: »Ich fühl mich wohl, habe Energie ohne Ende, bin ausgeglichen und dabei aber viel leistungsfähiger.«
Eine ideale Voraussetzung für eine erfolgreiche Fettverbrennung über Nacht. Aber auch die Tages-Energie-Bilanz ist somit optimiert, da durch die Mitochondrien die Thermogenese angekurbelt wird.

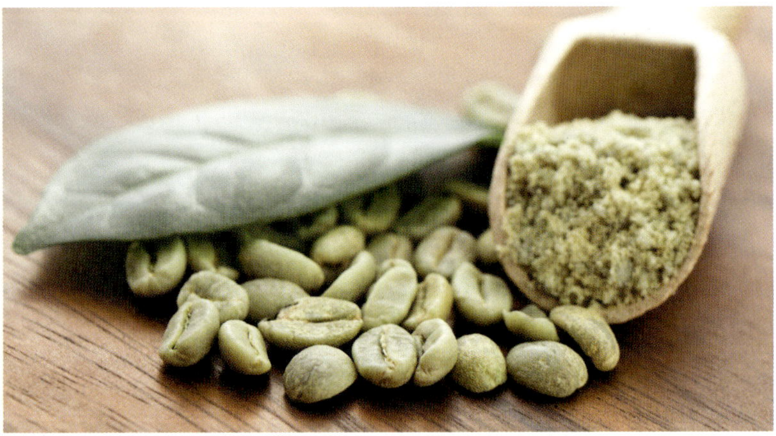

Grüne Kaffeebohnen können gemahlen und mit Wasser aufgegossen werden. Sie haben einen leicht säuerlichen Geruch.

Selbst Grüntee allein wirkt bereits ausgezeichnet auf die mitochondriale Schwäche.

Allerdings hat Grüntee allein aus der Sicht der Traditionellen Chinesischen Medizin auch Nachteile. Grüner Tee gehört zum Element des Feuers und senkt durch seine kühlenden Eigenschaften die Herz-Energie. Dabei handelt es sich überhaupt nicht um das organische Herz an sich, sondern um die Herz-Energie aus der Sicht der Lehre der TCM. Damit ist das Shen, der Geist, gemeint. Wenn wir das Shen mit grünem Tee dauernd schwächen, können emotionale Disharmonien entstehen.

Ich spreche hier aber von Überkonsum. Täglich ein Liter und mehr kann diese Wirkung durchaus auslösen. Ein, zwei Tassen grüner Tee täglich sind ausgezeichnet. Aus diesem Grund habe ich eine Sencha-Grüntee-Rezeptur erstellt, welche aus der Sicht der TCM im Hinblick auf Yin und Yang ausbalanciert ist. Diese Teerezeptur kann ebenfalls für eine Kur gut verwendet werden.

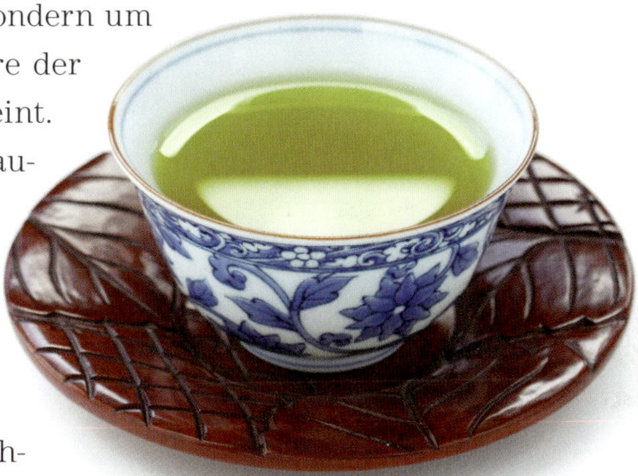

Grüner Tee allein in großer Menge hat allerdings auch Nebenwirkungen.

Ein weiterer Turbo-Wirkstoff ist das L-Carnitin. Aus den beiden Aminosäuren Lysin und Methionin wird Carnitin in unserem Körper produziert. Häufig, und gerade bei Vegetariern, wird zu wenig davon hergestellt. Dann hilft es, wenn man L-Carnitin über eine Nahrungsergänzung zuführt. L-Carnitin spielt eine essenzielle Rolle im Energiestoffwechsel. Langkettige Fettsäuren können nur mit L-Carnitin durch die Mitochondrienmembranen abtransportiert werden. Das bedeutet: ohne L-Carnitin kein Fettabbau! Auch deshalb integrieren wir L-Carnitin in unseren Basen-Metabol-Drink. L-Carnitin sammelt sich im Körper an. Deshalb reichen die Tagesdosen auch für die Nacht.

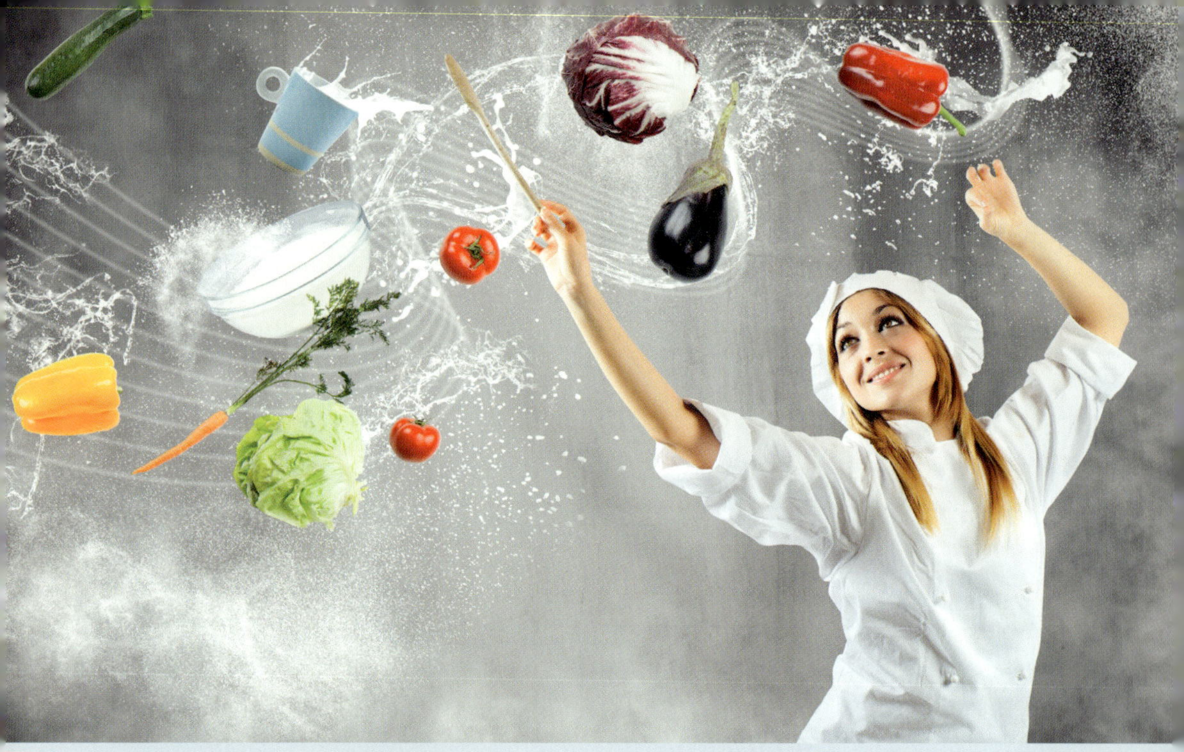

Frühstück, Mittag- und Abendessen

Essen ist für Leib und Seele!

Das Gute vorweg: Sie dürfen bei dieser Diät dreimal täglich essen, nicht immer gleich viel, aber Sie werden immer satt. Die Pausen von mindestens fünf Stunden zwischen den Mahlzeiten müssen zwingend eingehalten werden!

Wichtig ist mir hier, klarzumachen: Wir sprechen von Lebensmitteln! Und eine Mahlzeit, die wirklich Leben schenken soll, muss auch Leben beinhalten. Vergessen Sie also Convenience-Food, Fertignahrung, Päckchen-Soßen und Dosenfutter. Mindestens 90 Prozent Ihrer Nahrung sollte aus frischen Lebensmitteln bestehen! Dabei sind gute Konservierungssysteme natürlich erlaubt. Das Lebensmittel muss einfach dem Leben zugewandt sein. Fragen Sie sich einfach immer: Würde diese Nahrung zu leben beginnen (in welcher Form auch immer), wenn ich sie einfach liegen lassen würde? Wenn ja – her damit. Wenn nein, dann ist sie auch nicht gut für Ihren Organismus.

Echte Lebensmittel verderben. Langzeithaltbarkeit ist häufig mit starken Konservierungsmethoden verbunden.

Eine Studie hat ein interessantes Resultat ergeben. Um zu prüfen, was denn Ratten lieber fressen, Cornflakes mit Zucker oder Cornflakes ohne Zucker, haben sie diese beiden Lebensmittel in einem Experiment den Tieren zur Verfügung gestellt. Das Resultat war: Die Ratten haben die Cornflakes nicht angerührt, aber den Karton rund herum komplett verputzt ...

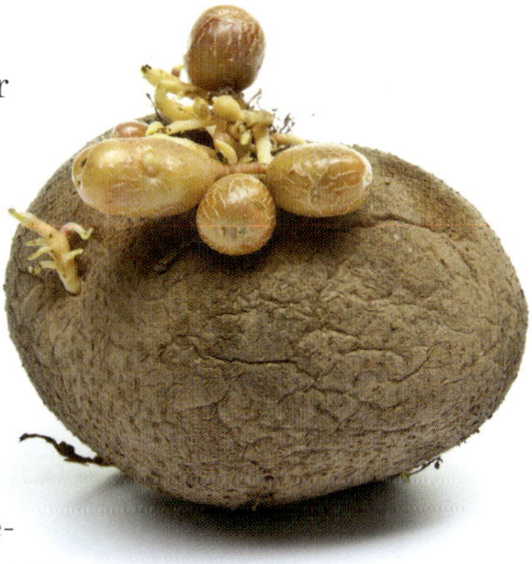

In meinen Vorträgen bringe ich immer gerne Beispiele. Wenn Sie eine frische Kartoffel im Boden vergraben, was entsteht dann? Richtig: neue Kartoffeln.

Vergraben Sie mal Kartoffelflocken aus der Packung! Was passiert? Nichts! Gar nichts. Nicht mal in der Biomülltonne würden sie zu leben beginnen. Die Flocken sind tote Nahrung! Ein frischer Kartoffelbrei enthält alle lebensnotwendigen Komponenten, um wenigstens wieder Mikroben anzuziehen. Er lebt! Die Kartoffelstock-Flocken werden nicht mal von Würmern gefressen!

Selbst gekocht ist ideal! Geben Sie viel Liebe und gute Energie in Ihr Essen! Es lohnt sich, denn Sie sind ein Schwingungs-Körper, der weit mehr ist als nur Biochemie! Sie sind ein »materialisierter Energieberg«! Bringen Sie Ihre Energie in Schwung!

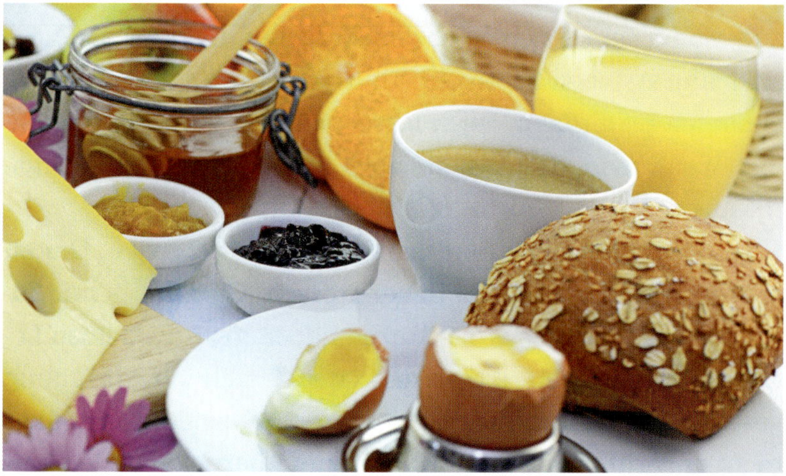

Den Tag mit einem reichhaltigen Frühstück, das viele Kohlenhydrate enthält, zu beginnen, ist eine sehr gute Voraussetzung, auf Touren zu kommen.

Ihr Frühstück

Beginnen Sie mit einem reichhaltigen und kohlenhydrathaltigen Frühstück. Es ist wichtig, dass Sie auf Touren kommen. Wenn Sie ein typischer Nicht-Frühstücker sind, dann fangen Sie an, Ihren Körper auf diese wichtige Mahlzeit zu trainieren.

Mit ausreichend Energie aus Früchten, Müsli, aber auch aus Brot und Marmelade kann Ihr Stoffwechsel hochgefahren werden. Die Thermogenese wird aktiviert. So erreichen Sie nicht nur Kraft und Leistungsfähigkeit tagsüber, sondern Ihr Abnehmerfolg wird gefördert.

! Ganz richtig,
wenn Sie abnehmen wollen,
dann frühstücken Sie!

Die Pausenverpflegung

Nach dem Frühstück ist Essenpause bis zum Mittag! Keine Zwischenmahlzeiten! Trinken Sie ausreichend Wasser, gerne auch Tee und Kaffee (ohne Zucker). Bitte verzichten Sie auf Fruchtsäfte aus der Tüte! Die haben besonders viel zusätzlichen Zucker, auch wenn auf der Tüte steht: ohne Zuckerzusatz. Das ist irreführend und völlig falsch. Und sie wissen ja, keine Kohlenhydrate zwischen den Mahlzeiten, sonst steigt der Insulinspiegel gleich wieder an und der Fünf-Stunden-Countdown für eine Fetteinlagerung ohne Fettverbrennung beginnt wieder von Neuem.

Als Pausengetränk sollten Sie jetzt den Energie-Drink zu sich nehmen! Dieser treibt den Stoffwechsel in die Höhe, macht fit und aktiv und stillt den Hunger, da er mit vielen Ballaststoffen angereichert ist. Zudem liefert er viele wertvolle Vitamine und Mineralstoffe, die für den Tagesbedarf nötig sind. Und dies bei einer glykämischen Last von ca. 1,8!

Zudem empfehle ich Ihnen, ausreichend viel Tages-Basen-Tee zu trinken. Stellen Sie sich gleich schon zum Frühstück eine Thermoskanne von etwa einem Liter Tee bereit – ihn gibt's für die Arbeit auch in Beutelform – und trinken Sie ihn im Laufe des Tages. Die basische Wirkung des Tees beschleunigt Ihr Vorhaben enorm und hilft Ihnen, ungünstige Nebenerscheinungen der Ausleitungsphase während der Startphase der Diät zu lindern.

Finger weg von Tütenfruchtsäften!

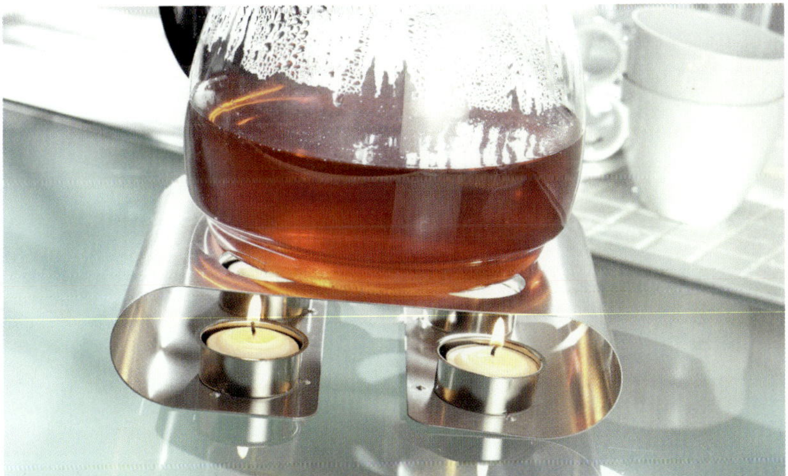

Mit einem Stövchen lässt sich Tee wunderbar warm halten.

Ihr Mittagessen

Im Hinblick auf das Mittagessen entscheiden Sie sich nun, ob Sie schnell und intensiv abnehmen wollen oder gemächlich ein wenig. Sie können hier auch täglich wechseln. Mal passt es zu Ihrem Alltag, sehr zurückhaltend zu essen, mal sind Sie vielleicht mit Freunden oder Kollegen beim Mittagessen.

Zudem ist es wichtig, zu wissen, ob Sie ein Deponierer oder ein Verbrenner sind. Das haben Sie in der Zwischenzeit sicher schon längst herausgefunden. Wenn Sie ein Deponierer sind und schnell viele Kilos verlieren möchten, sollten Sie folgenden Hinweis zum Mittagessen berücksichtigen: Trimmen Sie das Mittagessen bereits auf Eiweiß! Aber auch Ballaststoffe sind jetzt sehr wichtig! Sie müssen sich wirklich satt essen, sonst kommt der Abendhunger und hindert Sie daran, durchzuhalten!

Und, was mir sehr wichtig ist: Essen Sie langsam! Der Sättigungsreflex braucht Zeit!

Reduzieren Sie die glykämische Last, also alles, was an Kohlenhydraten im großen Stil auf den Teller kommt, und bauen Sie mehr Gemüse und Salat ein. Nutzen Sie Gemüse und Salat als Sattmacher und als Lieferant von Vitalstoffen (Vitamine, Mineralien) und Ballaststoffen für den Darm. Das Fleisch und die Beilagen (Kartoffeln, Reis usw.) reduzieren Sie auf ein Minimum. Ihr Essen schmeckt auch mit 50 Gramm Kartoffeln,

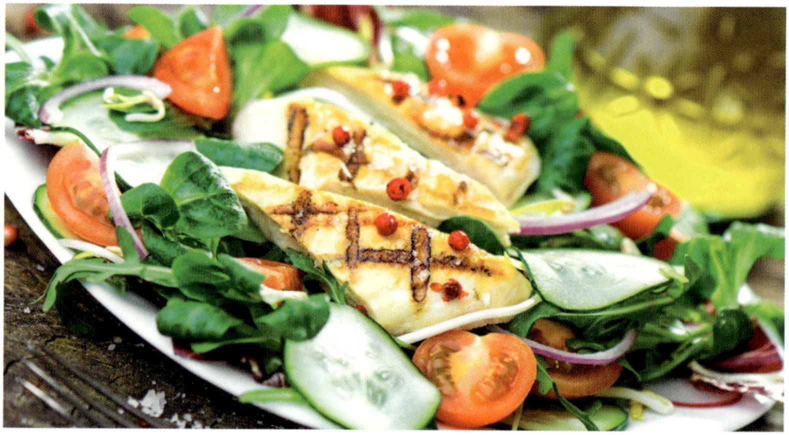

Versuchen Sie in Ihre Ernährung mehr Vitalstoffe einzubauen und mehr und mehr auf kohlenhydratreiche Lebensmittel zu verzichten.

anstatt mit einem halben Pfund. Der Geschmack und die Essenslust bleiben praktisch gleich. Es ist nur eine kleine Umgewöhnung, die aber große Auswirkungen hat!
Besonders für die Restaurant-Esser gilt: Es bleibt etwas übrig im Teller. Sie werden im Gasthaus nach Extra-Portionen Gemüse und Salat bitten müssen und einige Beilagen stehen lassen. Meist werden im Restaurant ja 50 Prozent Pommes, 30 Prozent Fleisch und ein wenig Gemüse und Salat serviert. Dabei sind die Gastronomen ja gar nicht schuld, denn der Kunde wünscht das ja in der Regel so. Wenn was zurückgeht in die Küche, ist es meistens Gemüse und Salat. Sicher nicht das Fleisch oder die Beilagen – außer es schmeckt nicht oder der Gast macht gerade unsere Diät!

Am besten bestellen Sie von Anfang an Ihr Menü mit möglichst viel Gemüse und Salat, dafür mit weniger Beilagen und Fleisch. Dann muss man auch nichts wegschmeißen.

Während der aktiven Diätphase empfehle ich Ihnen aber auch, den Eiweißdrink gleich am Mittag einzunehmen. Trinken Sie ihn mindestens eine halbe Stunde vor der Mahlzeit. Durch praktisch keine Kohlenhydrate und über 60 Prozent reinem Pflanzeneiweiß können Sie den Drink aber auch während einer Heißhungerattacke im Laufe des Morgens zu sich nehmen. Trinken Sie ihn immer dann, wenn Sie das Gefühl haben, Sie müssen jetzt etwas *essen!* Er sättigt stark, regt aber praktisch keine Insulinproduktion an.
Wenn Sie ihn nun eine gute halbe Stunde vor dem Mittagessen getrunken haben, werden sie am Essenstisch automatisch viel weniger verschlingen. Sie werden schon fast satt mit dem Mittagessen beginnen. Essen Sie trotzdem – viel Gemüse und Salat. Genießen Sie trotzdem Ihre Lieblingsbeilagen. Es wird während der Diätphase die letzte Gelegenheit des Tages sein, mit Genuss zu essen.
Nach dem Mittagessen können Sie den zweiten Basen-Metabol-Drink zu sich nehmen. Das entscheiden Sie für sich selbst. Sie können ihn auch als Nachmittags-Snack einsetzen.

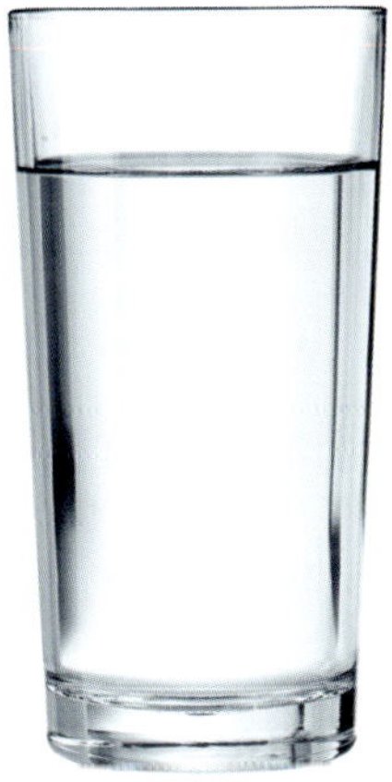

Der Vitaldrink besteht nahezu aus 60 Prozent reinem Pflanzeneiweiß.

Ihre Nachmittagspause

Nichts. Es gibt nichts zum »Z'vieri«, wie man in der Schweiz sagt. Greifen Sie im Notfall wirklich nur auf den Eiweißdrink zurück und trinken Sie einfach viel, das füllt den Magen auch. Natürlich vor allem Basen-Tee. Jetzt können Sie aber auch schon anfangen mit dem Abend-Metabol-Tee. Keine Angst, er macht nicht müde! Hier wäre auch ein idealer Zeitpunkt, den Basen-Metabol-Drink nochmals einzusetzen. Davon sollten Sie ja täglich zweimal einen halben Liter trinken. Die zwei Basen-Metabol-Drinks können Sie im Laufe des Tages so verteilen, wie es für Sie stimmig ist. Sie sollten einfach bis ca. 16.00 Uhr getrunken sein. Danach nicht mehr, denn das Getränk könnte sonst den Schlaf stören.

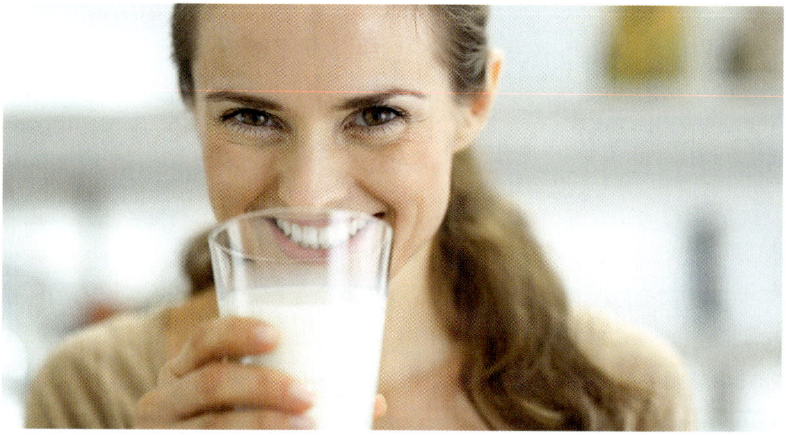

Eiweißdrinks, über den Tag verteilt, sind ausgezeichnete Unterstützungsmaßnahmen bei unserem Abnehmprogramm.

Ihr Abendessen

Jetzt ist Protein-Drink-Zeit. Genießen Sie nun eine ganze Portion Eiweißdrink und nehmen Sie ihn Schluck um Schluck bewusst und langsam ein. Bevor Sie mit dem Drink anfangen, nehmen Sie bitte noch ein bis zwei Tassen Abend-Metabol-Tee zu sich. Warten Sie nach dem Tee etwa 15 Minuten bis zum Eiweißdrink. Vom Tee haben Sie bereits ein erstes Sättigungsgefühl, nach dem Drink sollten Sie definitiv satt sein.

Der Drink schmeckt direkt aus dem Shaker oder aus dem Suppenteller. Er darf allerdings nicht mit heißem Wasser angerührt werden, denn Eiweiß geht bei 42 °C kaputt.

Abendliche Krise vor dem Kühlschrank!

Nun für alle diejenigen, die es gewohnt sind, am Abend reichhaltig und viel zu essen. Es ist eine Umstellungsphase. Mir ist bewusst, dass Sie sich damit in Ihrem Alltagsrhythmus und in Ihrer Genussphase gestört fühlen. Wenn Sie gerade zweifeln, weil Sie wissen, im Kühlschrank steht doch noch die Torte oder im Brotkorb das leckere Buttercroissant vom Frühstück oder die Familie sitzt gerade beim wohlduftenden Abendessen, dann ist es an der Zeit, sich zu überlegen, was Sie wollen.
Ich hab Ihnen ja die Garantie abgegeben:
Erfolg oder Geld zurück.

Visualisieren Sie in dieser kritischen Phase noch einmal ganz, ganz fest Ihren Traumkörper! Genießen Sie in einer stillen Ecke das Bild von sich selbst am Strand und erfreuen Sie sich an dem Gefühl, so zu sein, wie Sie gerne sein möchten. Aktivieren Sie dieses Bild als unerschütterliches Gefühl.
Nutzen Sie nun die Möglichkeit, mit Ihrer Familie zusammen das Abendessen zu genießen. Löffeln Sie den Eiweißdrink aus einem Suppenteller. Sie sind somit integriert in den sozialen Ablauf und machen trotzdem alles, damit Ihr Körper über Nacht das volle Abnehmprogramm fahren kann!
In der Beratung erfahre ich immer wieder, dass es vielen Menschen am Abend ohne ihr gewohntes Abendessen und das damit verbundene Ritual einfach zu langweilig wird. Sie essen dann aus Frust. Helfen Sie Ihrem Geist mit Ablenkung. Bereiten Sie vor, was Sie am Abend machen wollen, bevor Sie aus Frust zum Essen greifen. Basteln, lesen, fernsehen, Reparaturen vornehmen, bügeln. Was auch immer, aber beschäftigen Sie Ihren Kopf!

Langeweile ist ein guter Nährboden für Frustessen. Seien Sie aktiv – auch am Abend. Oder lenken Sie Ihre Gedanken zumindest aktiv ab!

Tabelle: Eiweißhaltige Lebensmittel

Abendessengrundlagen: tiefe glykämische Last ist wichtig, aber auch die Menge an Eiweiß ist maßgebend.

Lebensmittel	Menge an Eiweiß in Gramm pro 100 Gramm
Spirulina Alge	65
Protein-Slim-Drink®	60
Tofu	44
Soja-Mehl	41
Soja-Bohnen	38
Parmesan	36
Leinsamen	29
Bergkäse 45 %	29
Emmentaler	29
Sonnenblumenkerne	27
Erdnüsse	26
Kürbiskerne	24
Mohnsamen	24
Camembert 30 %	24
Bohnen	22
Hühnerfleisch	22
Schweine-/Wildfleisch	22
Sesamsamen	21
Thunfisch	21
Kalb-/Rind-/Lammfleisch mager	21
Mozzarella	21
Forelle	20
Lachs	20
Feta	20

Rituale am Abend

Haben Sie sich heute schon um Punkt 4 bemüht? Einen schönen Spaziergang am Abend? Danach gleich noch ein Muskeltraining nach Punkt 5, und Sie haben schon einen guten Teil eines körperbewusst gestalteten Abends geschafft. Durch die gezielte Aktivierung der Hormone sinkt das Hungergefühl, und Fressattacken kommen nur noch selten vor. Sie schlagen also mehrere Fliegen mit einer Klappe!

Das neue Abendritual wird Ihnen viel Freude bereiten, und das große Abendessen wird plötzlich nicht mehr so wichtig sein, sondern alles andere, was Sie rund herum an Aktivitäten gestartet haben, nimmt neuen Raum ein.

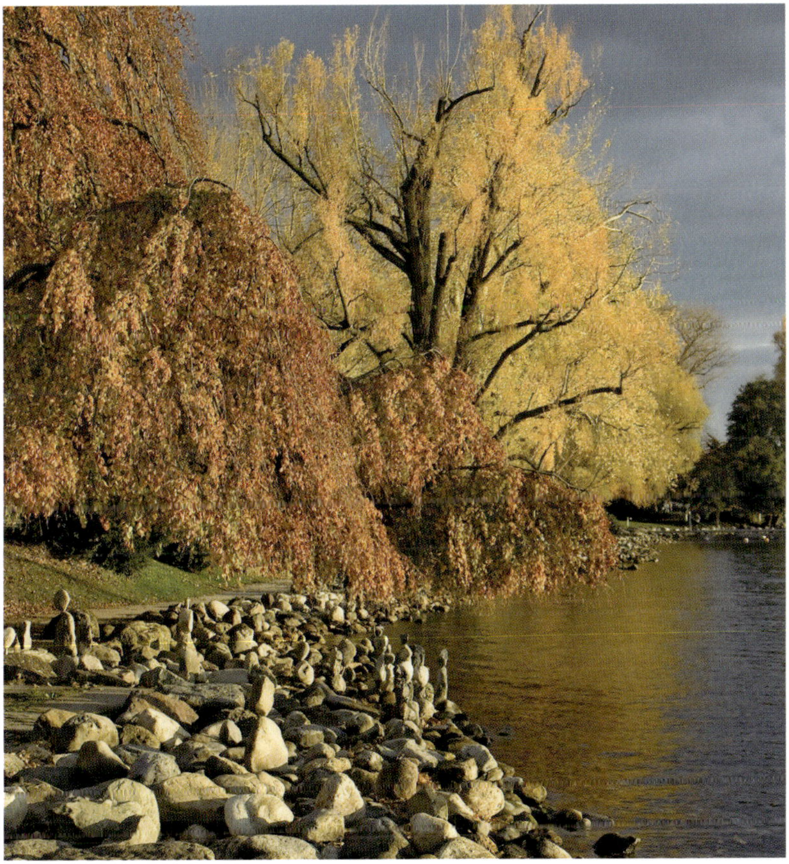

Nicht nur Erholung, sondern Hormonstimulation: ein Abendspaziergang!

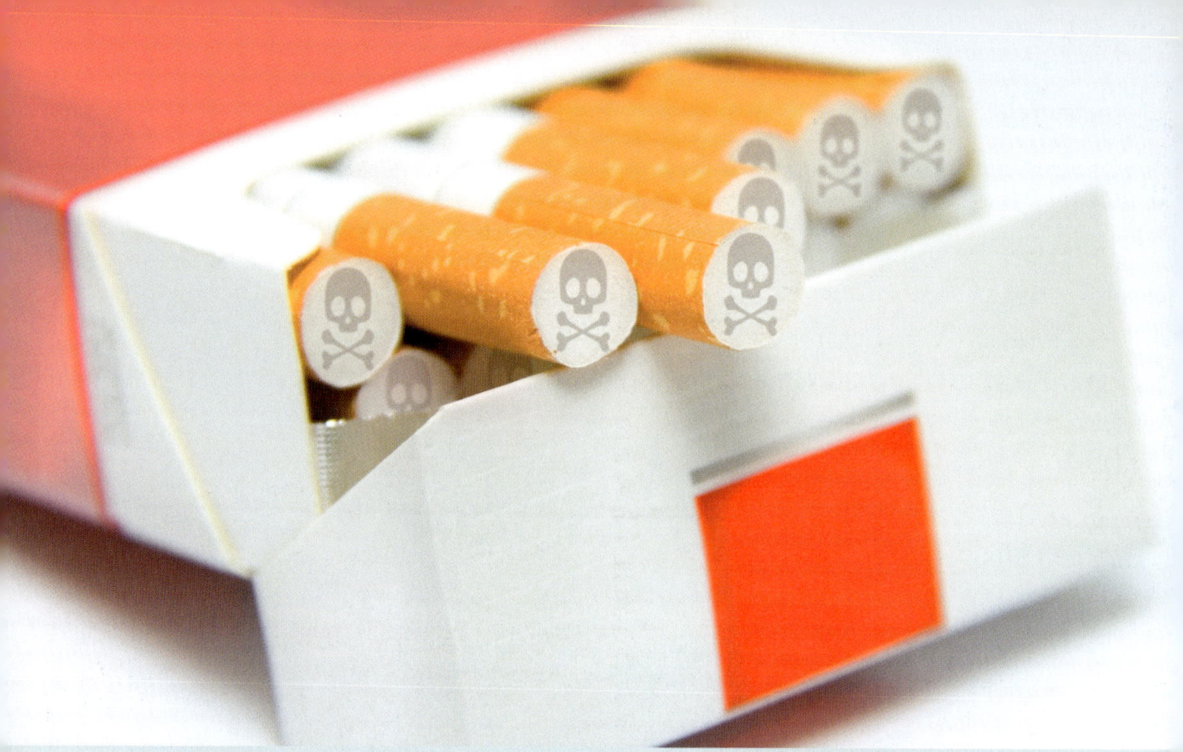

Raucher sind schlank!

Wirklich?

Körpergifte hemmen den Stoffwechsel. Rauchen ist eines der schädlichsten Körpergifte, das dem Körper zugeführt wird. Damit wird einerseits die Lunge geschädigt, andererseits hängt auch der Darm direkt damit zusammen, denn die Lunge ist genauso wie der Darm *umgestülpte* Haut im Körperinneren. So ist die ganze Aufnahme und Abgabe von Vitalquellen während der Evolution zum Menschen entstanden. Vom Einzeller mit drei Keimblättern hat sich alles so entwickelt.

Wenn die Lunge in Mitleidenschaft gezogen wird, kann der Darm auch nicht richtig *atmen*. Aus der Sicht der TCM sind

Lunge und Dickdarm im gleichen Element zu Hause, nämlich im Element Metall. Wird nun die Lungenenergie durch das Rauchen massiv überhitzt, fällt die Darmenergie demgegenüber zurück. Das Yin-Yang-Prinzip funktioniert zwar, aber durch die Reduktion der Darmaktivität durch das Rauchen entsteht eine ganze Verkettung von Problemen. Einerseits können dadurch Vitalstoffe (Vitamine, Mineralien etc.) nicht mehr resorbiert werden, das heißt, ein Raucher wird in diesem Zustand kaum mehr seinen Körper vollständig ernähren können, und mit Ernährung sind die Lebensmittel (Vitalstoffe) gemeint, nicht die Kalorien. Andererseits überhitzt die Haut dadurch, denn sie ist das Repräsentationsorgan des Elementes Metall. Die Haut ist das Spiegelbild des Darms. Und ein verschlackter, inaktiver Darm zeigt sich exakt so in der Haut. Darum ist die Haut eines Rauchers immer um 20 % (oder auch mehr) älter als die eines Nichtrauchers.

Rauchen und Übergewicht sind für unseren Körper gesundheitlich höchste Risikofaktoren.

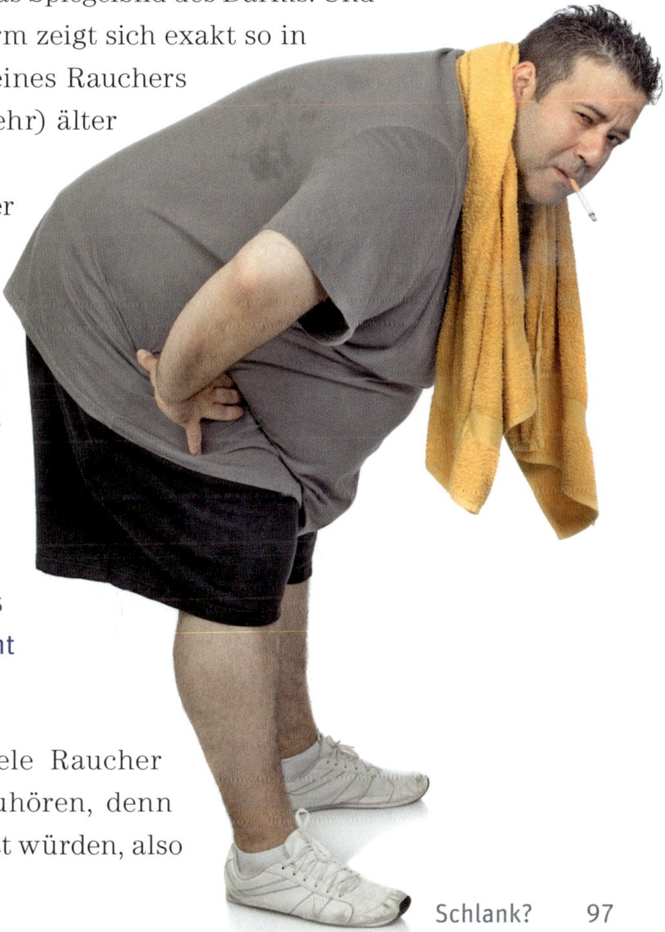

Dass man mit Rauchen schlanker wird, ist ein völliger Unsinn. Alle dicken Raucher zeigen das Gegenteil. Die Belastung von einigen Hundert Toxinen ist für den Abbau von Körperfett sogar nachteilig.

! Gifte aller Art bedeuten für den Stoffwechsel Stress! Und unter Stress kann der Fettabbau nicht funktionieren!

Und dennoch trauen sich viele Raucher nicht, mit dem Rauchen aufzuhören, denn sie befürchten, dass sie dann fett würden, also

Gewicht zulegten. Die gute Nachricht: Sie können mit dem Rauchen aufhören und trotzdem schlank bleiben! Es ist nicht das Gift oder die Droge Rauchen, die Sie schlank bleiben lässt, es sind die Pausen und die Auszeiten, die Sie in einen Zustand des Friedens und der Befreiung von Druck versetzt.
Um mit dem Rauchen aufhören zu können, müssen Sie zuerst ein Märchen loslassen: Nikotin macht *nicht* süchtig! Die Sucht, der Sie frönen, ist die legale Auszeit, die Pause, das Absetzen, was Sie brauchen. Wenn Sie das erkennen, können Sie gut mit dem Rauchen aufhören. Entscheiden Sie sich aber dazu, dieselben Rituale exakt beizubehalten wie bis dahin. Das heißt, Sie gehen stündlich nach draußen und rauchen fiktiv eine Zigarette. Dabei reden Sie mit anderen Menschen oder Sie gehen fünf Minuten spazieren. Wenn Sie einfach aufhören und anstatt Ihrer Zwangspausen nun einfach unter Stress durcharbeiten, werden Sie leiden. Jetzt stellt sich Ihr Hirn quer und verlangt sofort wieder diesen wunderbaren, wohltuenden Pausenstängel, von dem der Körper zwar vergiftet wird, aber von dem er wenigstens eine kurze Auszeit bekommt.

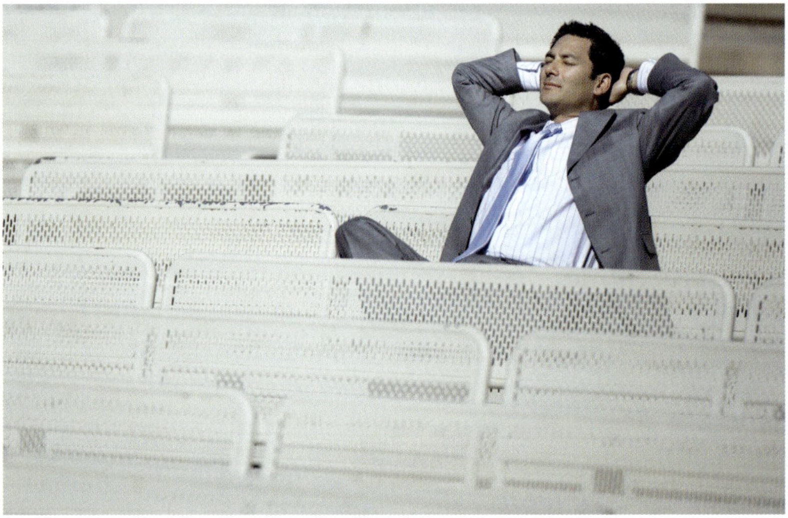

Entspannung pur ist auch ohne Rauchen möglich. Für »Noch«-Raucher eine unfassbare Vorstellung ...

Die Wirkung einer Zigarette ist das Gefühl, eine legale Pause machen zu dürfen. Schließlich ist man ja süchtig, und da nimmt es einem keiner übel, wenn man sich zwischendurch mal absetzt ...

Individuelle Pausen am Arbeitsplatz

Leider ist unsere Gesellschaft immer noch so eingestellt, dass emotionale Bedürfnisse meistens nicht angemessen honoriert werden. Wenn Sie nun jede Stunde fünf Minuten Pause brauchen, weil Sie der Typ sind, der im Tagesablauf diese acht oder zehn Unterbrechungen benötigt, dann sollten Sie das für sich einfach durchsetzen und nicht wieder in die Rauchsucht zurückfallen.

Aber jetzt kommt etwas Entscheidendes: Sie kennen die Fünf-Stunden-Fettabbau-Blockade-Regel bereits. Ihnen muss klar sein, dass es für die Gewichtsregulation tödlich ist, wenn Sie anstelle einer Zigarette einfach etwas Süßes essen. Nicht die Menge an Kalorien, die Sie mit einem kleinen Stückchen Schokolade zu sich nehmen, ist das Schädliche daran. Es ist die Fettabbau-Blockade, die sich durch die logische Insulin-Ausschüttung ergibt, wenn Sie konzentrierte Kohlenhydrate zu sich nehmen. Egal wie viele es sind – eine Praline reicht zum Beispiel. Und für fünf Stunden gibt es keinen Fettabbau mehr.

Wenn Sie als ehemaliger Raucher nun jede Stunde einmal eine Ecke Croissant, das nächste Mal ein Stück Schokolade, dann mal ein Stückchen Früchte zu sich nehmen, wird Ihr Fettabbau über den gesamten Tag hinweg komplett blockiert.

Entwickeln Sie Ihre ganz persönlichen Pausenrituale, ohne Zigaretten, ohne Zwangspausen. Nutzen Sie die Zeit, um mit anderen Menschen zu reden.

Und genau darin liegt die Gefahr der Gewichtszunahme aller jener, die hochmotiviert sind und sich das Rauchen abgewöhnen möchten. Es ist nicht der Stoffwechsel, der durch Nikotin angekurbelt werden würde, es ist eher das Gegenteil der Fall. Das zwischendurch Kompensieren mit Süßigkeiten für das Wohlgefühl ist es. Zudem haben Sie ja auch schon gelernt, dass durch das Einspeicheln von Kohlenhydraten (besonders bei Süßem) im Mund Opiate freigesetzt werden, ein zusätzliches Pausengefühl, das sich einstellt. Also Finger weg von Kohlenhydraten als Ersatz für Nikotin!

Füllen Sie die entgangene Raucherpause nicht vorschnell mit unsinnigen Zwischenmahlzeiten, vor allem wenn diese vorwiegend aus süßem Gebäck mit hohem Kohlenhydratanteil bestehen.

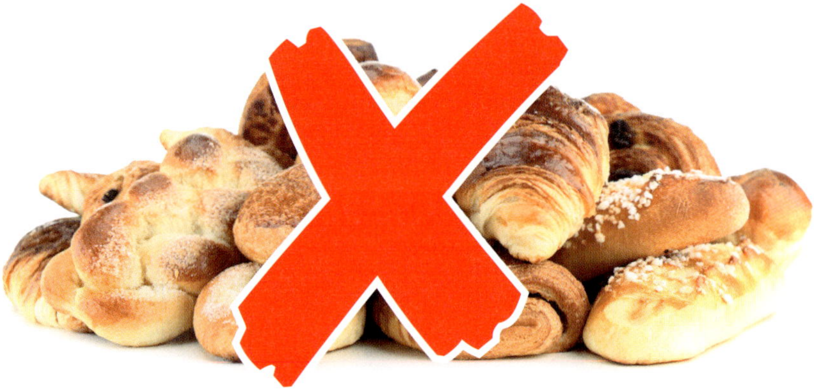

Es gibt viele Menschen, die keine Zwischendurchpausen benötigen. Das soll Sie aber nicht stören. Wenn Sie diese brauchen, liegt es in Ihrem Naturell. Dafür brauchen Sie aber keine Zigaretten oder Zigarren. Werden Sie gelassen, ruhig und gleichzeitig Nichtraucher. Dann werden Sie automatisch schlanker, und die Haut wird innerhalb von zwei bis drei Monaten wesentlich schöner und reiner.

Raucherhaut

Eine Raucherhaut hat besonders grobe Poren. Sie ist anfällig für Infekte und verliert ihre Strahlkraft. Sie wirkt im Durchschnitt 20 bis 30 Prozent älter als die Haut von Nichtrauchern. Mit 20 ist das eine Haut von 24 bis 26 Jahren. Sie sieht aber nicht nur älter aus, sie welkt definitiv schneller. Eine 40-jährige Raucherin hat zum Beispiel bereits die Haut ihrer 50-jährigen Kollegin.

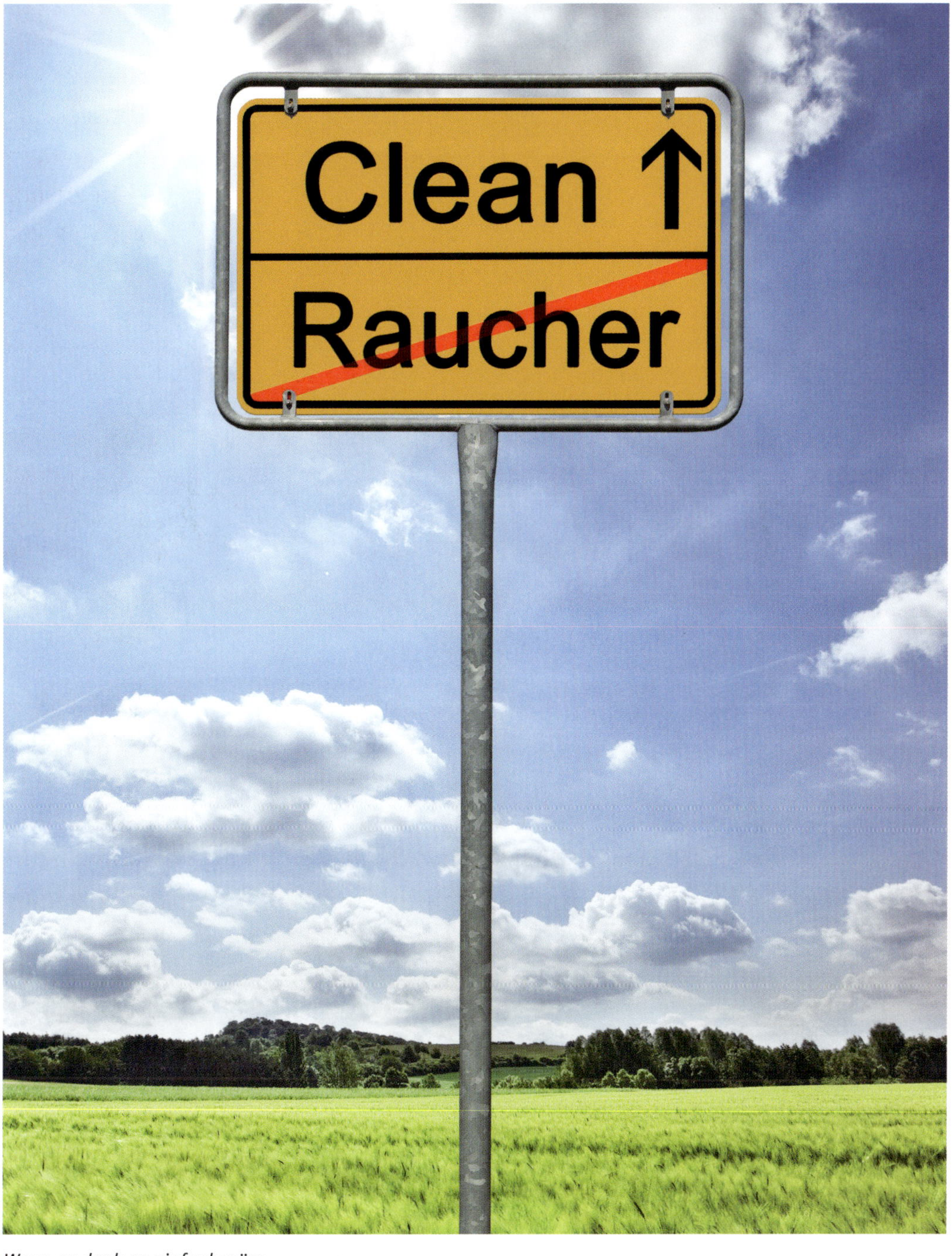

Wenn es doch so einfach wäre:
Einfach Raucher *verlassen und problemlos in* Clean *ankommen.*

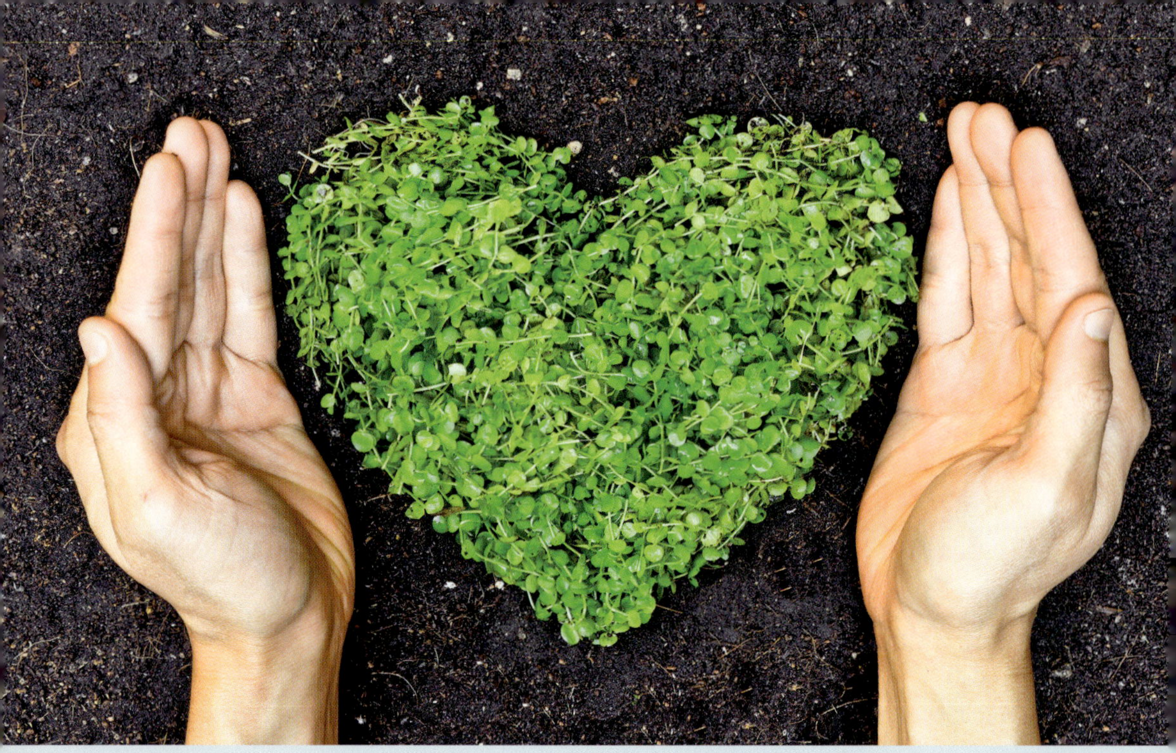

Erfolgshelfer

Alles kann Ihr Körper selbst machen. Wenn Sie ihn nur lassen. Dabei ist allerdings wichtig, dass wir in einer natürlichen Umgebung leben, natürliches Essen zu uns nehmen, keinem Elektrosmog ausgesetzt sind und keine Umweltbelastungen auszuhalten haben.

Kein Stress, kein Mobbing, keine Schule, keine Steuerrechnungen … also ein Idealleben? Aber wer will das schon?

Wir sind es gewohnt, viele Bequemlichkeiten zu genießen, wollen unser Essen einkaufen und nicht jagen, wollen einer inneren Berufung nachgehen und nicht täglich 15 Stunden Ackerbau von Hand machen müssen, wollen bequem von A nach B reisen können und ein schickes Handy haben, Elektrosmog hin oder her!

Unser Organismus ist belastet, daran können wir wenig ändern. In der TCM kennen wir als typische Zivilisationskrankheit auch die Stagnation (Blockade) von Qi (Energiefluss) im Körper. So zum Beispiel die Mittenschwäche durch falsche Ernährung, Xue-Säfte-(Blut)Schwäche oder Hitze bei Klimakteriumsbeschwerden oder Hautproblemen, die Nieren-Qi-Schwäche bei Kälte und Angstzuständen, bei Depression und emotionalen Schwächen, das erhöhte Leber-Feuer bei Wut, Zorn und Aggression und viele weiter typische Krankheitsbilder.

Yin und Yang wirken ausgleichend auf Körper, Geist und Seele. Sie sind eine wichtige Voraussetzung für das Wohlgefühl, welches auch als »Gesundheit« bezeichnet wird.

Die sogenannten pathogenen Faktoren, Faktoren, die uns also krank machen, sind dabei typischerweise emotionaler Natur (innere Faktoren wie Wut, Angst, Frust, Verlust, Schock usw.) Aber auch äußere Faktoren, wie Hitze, Kälte, Feuchtigkeit, Elektrosmog und das Konsumieren von toter Nahrung (energielose Industrie- und Fast-Food-Ernährung) gehören zu den Krankmachern.

Aus diesem Grund sind wir seit Jahrzehnten auf der Suche nach gewinnbringenden Zusatzstoffen aus der Natur, welche wir in unsere Nahrungszusätze integrieren können. Gezielt zum richtigen Zeitpunkt und in der richtigen Phase eingenommen, bringen diese Stoffe einen Zusatzerfolg. Entscheidend dabei ist immer die Bioverfügbarkeit, denn unser Organismus wehrt sich vehement gegen synthetisch-chemische Stoffe und wird dadurch nur noch zusätzlich belastet.

Klar, der Körper könnte an und für sich alles selbst. Klar, Sie können Ihren Onkel in Südspanien auch persönlich informieren, in dem Sie zu Fuß zu ihm laufen. Aber, das Hilfsmittel Telefon macht doch einiges leichter.

So ist es auch mit den Nahrungsergänzungsmitteln. Sie gezielt einzusetzen, hat viele positive Effekte. Auch deshalb werden Menschen heute immer älter und sind im hohen Alter viel agiler als noch vor 50 Jahren. Meine Großeltern waren mit 60 Jahren richtig alt. Heute fängt das Leben ja bekanntlich mit 66 erst an, wenn man Udo Jürgens Glauben schenken möchte. Das ist vielleicht nicht ganz so korrekt, aber 60 ist heute kein Alter mehr. Mit 75 geht man noch Skifahren und mit 85 fliegt man noch in den Urlaub.

Ich empfehle, um lange gesund und fit zu bleiben, eine Reihe von Nahrungsergänzungsmitteln:

Essenzielle Aminosäuren

Durch gezielte Einnahme von Eiweißbausteinen (essenzielle Aminosäuren) wird dem Organismus der Baustein für alle lebensnotwendigen Vorgänge geliefert. Daraus werden Hormone, neue Zellen und Muskeln gebildet, Reparaturen werden vorgenommen und vieles mehr. Der menschliche Körper benötigt neun essenzielle Aminosäuren. Diese sind Phenylalanin, Leucin, Methionin, Lysin, Isoleucin, Valin, Threonin, Tryptophan, Histidin und Cystin. Aus diesen formt unser Organismus zahlreiche Enzyme und nicht essenzielle Aminosäuren. Eiweiß wird vom Körper schwerer verdaut als Kohlenhydrate oder Fett. Das heißt, die Energiebilanz von Eiweiß ist im Sinne von Diäten ideal. Fette und Kohlenhydrate benötigen zur Verstoffwechselung etwa 2 bis 4 Prozent ihrer eigenen Energielieferung, gehen also fast ohne Verlust ins Körperdepot. Proteine hingegen ziehen je nach Qualität (Wertigkeit) zwischen 15 bis 30 Prozent ihrer eigenen Energie ab. Das heißt, ein Lebensmittel mit einer Eiweißwertigkeit von 100 benötigt 30 Prozent seiner zugeführten Kalorien allein schon für seine Aufnahme. Dabei werden körpereigene Energiereserven verwendet, denn das Eiweiß selbst möchte der Organismus ja als

Es ist also ideal, wenn eine Nahrungsergänzung alle essenziellen Aminosäuren beinhaltet. Wir setzen dabei auf rein pflanzliche Aminosäuren, damit wir den Säure-Basen-Ausgleich so auch gleich mitregeln können.

Bausteine verwenden. Jetzt werden Kohlenhydrate und im Idealfall Fette verbrannt! Das heißt, wenn wir abends keine Kohlenhydrate zu uns nehmen, aber richtiges Eiweiß, muss unser Stoffwechsel allein schon für die Gewinnung des Eiweißes Fett verbrennen! Ideal!

Gutes Eiweiß für die Nacht verbrennt direkt Fett und dient als Energiequelle.

Die Eiweißqualität wird in Eiweißwertigkeit gemessen. Tierisches Eiweiß, z. B. in Form von Fleisch oder Milchprodukten, liegt in der Regel bei 40–80 Eiweißwertigkeit. Pflanzliche Eiweiße bei 40–90. Dabei können sich pflanzliche Eiweiße durch geschickte Kombination gegenseitig unterstützen und potenzieren. Somit kann eine rein pflanzliche Eiweißkombination an essenziellen Aminosäuren die biologische Wertigkeit sogar auf über 100 steigern. Aber auch Molkenprotein hat eine hohe Eiweißwertigkeit. Diese liegt bei kalt-vakuumgetrockneter Molke Standard schon bei 104 (Lactalbumin).

Pflanzliches Protein ist ideal

Ausgezeichnete Eiweißlieferanten sind Pflanzen. Dabei sollten sie miteinander kombiniert werden, damit die Eiweißwertigkeit optimiert wird. Der Probiotik-Eiweiß-Drink erreicht durch die Kombination von Hanf- und Soja-Eiweiß eine Wertigkeit von rund 130.

Tierische Eiweiße produzieren während der Abbauphase im Körper viele Säuren. Deshalb sollten Sie Fleisch und Milchprodukte möglichst wenig konsumieren. Einzige Ausnahme ist die Molke.

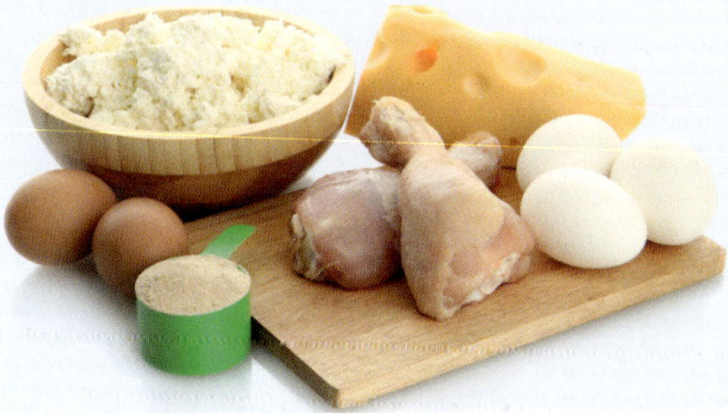

Hanf-Eiweiß

Eine ideale Eiweißquelle liefert Hanfprotein. Kombiniert mit Soja- oder Erbsenprotein ist die Eiweißwertigkeit geradezu ideal für unseren Körper.

Hanfprotein ist schon für sich allein betrachtet eine Nährstoffbombe. Die Aminosäuren BCAA (verzweigtkettige Aminosäuren) sind vor allem für den Muskelaufbau und für die Zellreparatur notwendig. Hanf liefert eine Fülle dieser Proteinstrukturen. Nebenbei wird auch noch L-Arginin zugeführt, welches als potenzsteigernd gilt. Gut für den Stoffwechsel ist es auf jeden Fall! Das ideale Aminosäureprofil von Hanf-Eiweiß wird zudem noch durch eine hohe Dichte an ungesättigten Fettsäuren unterstützt.

Studie: Mol Cells, April 2011; The Histone Demethylase PHF2 Promotes Fat Cell Differentiation as an Epigenetic Activator of Both C/EBP alpha and C/EBP delta. Lee KH, Ju UI, Song JY, Chun YS

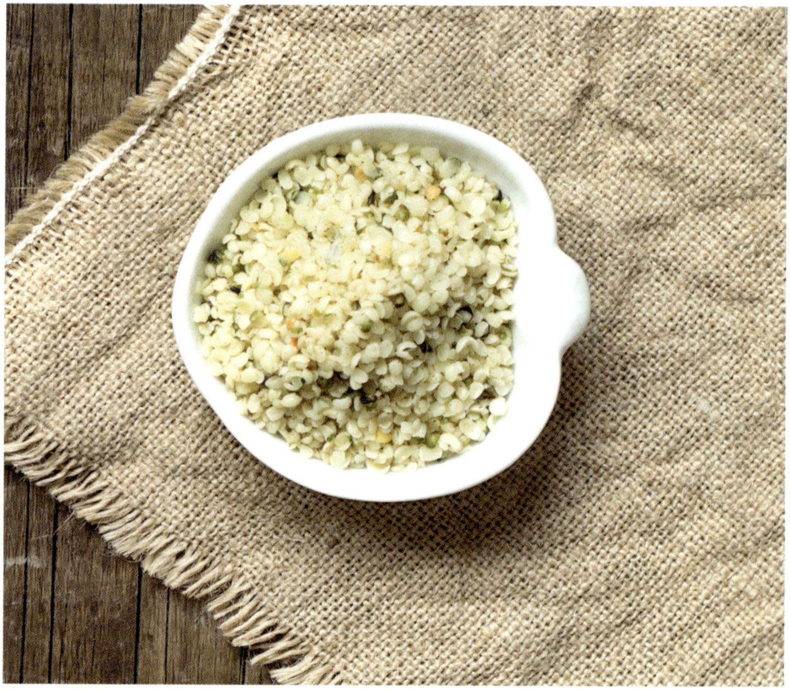

Hanfeiweiß hat nichts mit Rauschmitteln zu tun!

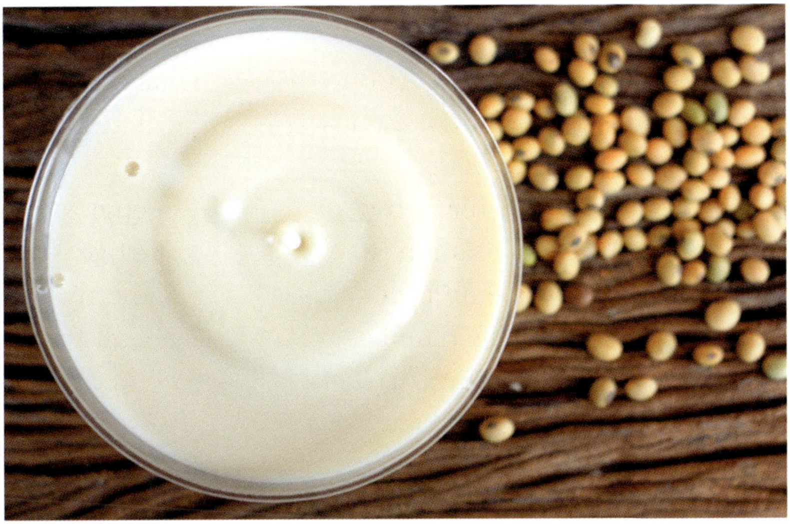

Sojaeiweiß, richtig verarbeitet, enthält kaum Allergene.

Soja-Eiweiß

Sojaprotein liefert genauso wie Hanf das gesamte Spektrum an essenziellen Aminosäuren. Durch dieses Kriterium ist Sojaprotein eine weitere ideale Nahrungsergänzung. Viele medizinische Studien zeigen in den letzten Jahren auch die zahlreichen gesundheitsfördernden Aspekte von Soja auf. Gerade im fortschreitenden Alter wird mit Soja-Eiweiß die Muskelatrophie (Muskelabbau) verlangsamt. Das Risiko von Herz-Kreislauf-Erkrankungen soll durch Soja-Eiweiß deutlich gesenkt werden und die Remineralisierung von Knochen (Osteoporose) soll deutlich verbessert werden.

Der einzige Nachteil des Soja-Proteins ist der Geschmack und die Konsistenz. Es schmeckt etwas nach Karton. Das muss man durch geschickte Kombination mit weiteren Eiweißquellen und anderen pflanzlichen oder mineralischen Geschmacksträgern (Vanille, Halit-Kristallsalz, Gemüse und Gewürze) optimieren.

Studie: »A meal replacement regimen improves blood glucose levels in prediabetic healthy individuals with impaired fasting glucose.« König D, Kookhan S, Schaffner D, Deibert P, Berg A.

Fazit: Unsere Daten zeigen auf, auch über einen kurzen Zeitraum ist eine Mahlzeitenersatz-Diät (Soja-Probiotik-Eiweiß-Drink) wirksam bei der Verringerung metabolischer Risikofaktoren, Insulin und Leptin und bei der Verbesserung der anthropometrischen Maße als eine Fett eingeschränkt kalorienarme Ernährung.

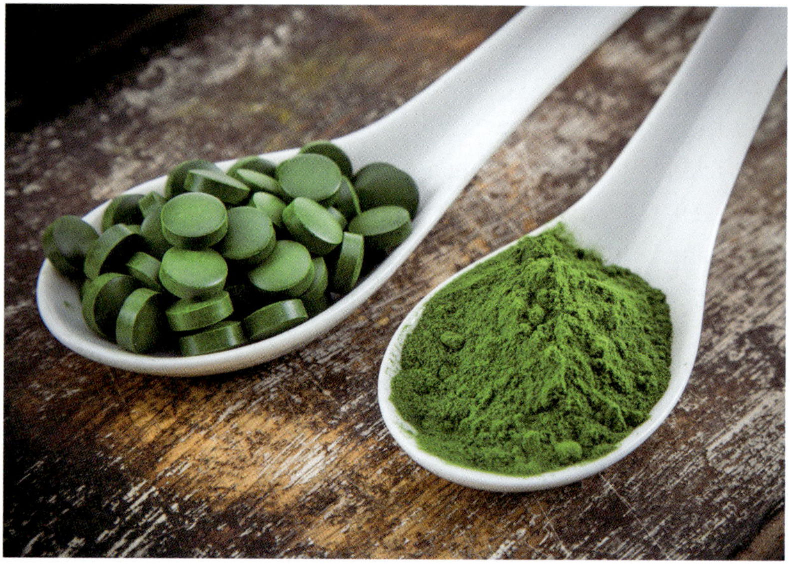

Die Wundernahrungsergänzung Spirulina. *Als älteste Pflanze der Welt ist sie die Stammernährung unserer Körperzellen.*

Spirulina

Als zusätzlich besonders wertvolles Eiweiß gilt Spirulina. Die Pflanze besitzt einen hauseigenen Eiweißanteil von 65 Prozent, was besonders hoch ist. Die Wertigkeit der Spirulina-Aminosäuren ist praktisch ideal. Spirulina eignet sich besonders in Form von Presslingen und dann am besten in Kombination mit weiteren Kräutern und Extrakten, damit die negativen Eigenschaften der Alge – die Einnahme kann zu Übelkeit führen – ausgeglichen werden.

Ungesättigte Fettsäuren

Nicht jedes Fett muss partout ungesund sein. Durchaus wertvoll sind ungesättigte Fettsäuren (Kohlenwasserstoffketten mit Doppelbindungen). Sie sind unverzichtbare Baustoffe für Zellen und das Nervensystem. Zusätzlich sind sie für die Aufnahme von Vitamin A, D, E und K zwingend. Ohne diese gesunden Fette gibt es also auch keine Aufnahme dieser wichtigen Vitalstoffe.

Es gibt die einfach ungesättigten Fettsäuren (MUFA), welche sich positiv auf den Cholesterinspiegel auswirken und dafür bekannt sind, bei Herz-Kreislauf-Erkrankungen präventiv zu wirken. Wir finden diese gesunden Fette zum Beispiel in Raps-, Distel- und Olivenöl.

Die mehrfach ungesättigten Fettsäuren kennen wir meistens unter der Bezeichnung Omega-3 und Omega-6. Das sind die einzigen Fettsäuren, die vom Körper nicht selbst hergestellt werden können. Omega-3 ist stark entzündungshemmend und wirkt Rheuma, Arthritis und Neurodermitis entgegen. Omega-3 finden wir in Raps-, Walnuss-, Distel- und Leinöl. Aber auch in fetten Fischen, in Nüssen und Avocados. Ebenso wird Omega-3 aus Hanf gewonnen. Ein weiterer Grund, wieso wir Hanf-Protein zusätzlich in unserem Probiotik-Eiweiß-Drink einsetzen.

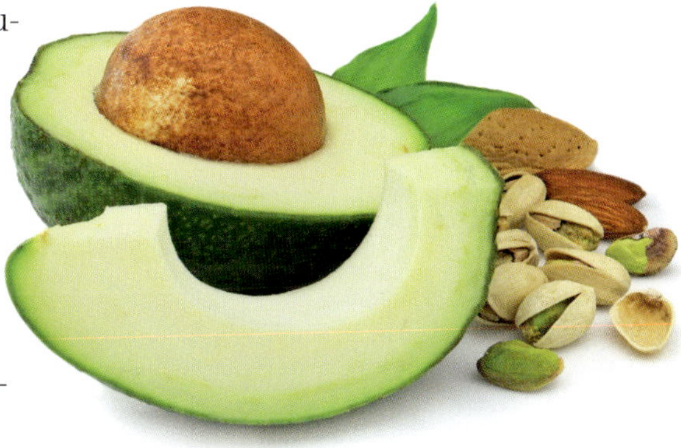

Omega-6-Fettsäure wirkt vor allem positiv auf die Hirnleistung. Gerade für die kindliche Entwicklung ist diese Fettsäure wichtig. Sie ist zu finden in Sonnenblumen-, Distel-, Maiskeim- und Weizenöl. Und ganz besonders in Soja. Deshalb wird der Probiotik-Eiweiß-Drink häufig auch als ideale Kinder-Nahrungsergänzung eingesetzt.

Gesättigte Fettsäuren, die vor allem in Fertigprodukten aller Art vorkommen (gehärtete Fette) sind, in großen Mengen konsumiert, sehr schädlich.

Omega-3-Fettsäuren sind wichtig gegen Zivilisationserkrankungen verschiedenster Art.

Studie: Effekte der Wachstumsphase und Stickstoffmangel bei der Expression der Fettsäure Säure -Desaturasen und Fettsäure-Zusammensetzung der Isochrysis aff. galbana (TISO). Huerlimann R, Steinig EJ, Loxton H, Zenger KR, Jerry DR, Heimann K.Gene. 2014 Jul 15, Zentrum für Molekulare Biodiscovery und Entwicklung von Therapeutika, James Cook University, Townsville, Queensland 4811, Australien

L-Carnitin

L-Carnitin hilft Fett abbauen. L-Carnitin kann der menschliche Körper selbst bilden, vorwiegend allerdings durch Fleisch. Vegetarische Lebensmittel haben hingegen wenig oder gar kein L-Carnitin.

Langkettige Fettsäuren werden mithilfe des L-Carnitins durch die Mitochondrienmembranen transportiert. Dies ist wichtig, damit die Mitochondrien, diese kleinen Super-Kraftwerke, in den Zellen genügend Nahrung erhalten. Also: ohne L-Carnitin keinen Fettabbau! Wenn der Körper zu wenig davon herstellt, sollte man L-Carnitin über die Nahrungsergänzung zuführen. L-Carnitin allein ist allerdings kein Garant für eine Gewichtsabnahme. Denn wenn das L-Carnitin nichts zu transportieren hat, nützt ein hohes L-Carnitin-Level auch nichts. Aber wenn genügend ungesättigte Fettsäuren im Körper angekommen sind (und davon gehen wir ja jetzt aus), dann benötigen sie Transportmittel. Gerade Vegetarier leiden häufig an einem Mangel. Deshalb ist eine Supplementierung dieses Stoffes hier vonnöten. Aus diesem Grund bringen wir L-Carnitin im Basen-Metabol-Drink mit unter.

Wundermittel L-Carnitin

Im Jahre 2002 haben Wissenschaftler der Universität Leipzig erstmals nachgewiesen, dass L-Carnitin als Nahrungsergänzung den Abbau von langkettigen Fettsäuren bei gesunden Erwachsenen ohne L-Carnitin-Mangel steigern kann. Sowohl vor als auch nach zehntägiger Nahrungsergänzung erhielten die Probanden markierte Fettsäuren mit einer Mahlzeit. Anschließend wurde markiertes CO_2 als Abbauprodukt der markierten Fettsäuren in der Ausatmungsluft gemessen. Die Wissenschaftler beobachteten einen signifikanten Anstieg an markiertem CO_2 in der Ausatmungsluft, was auf eine deutliche Steigerung der Fettverbrennung bei gesunden Erwachsenen nach L-Carnitin-Einnahme hinweist.

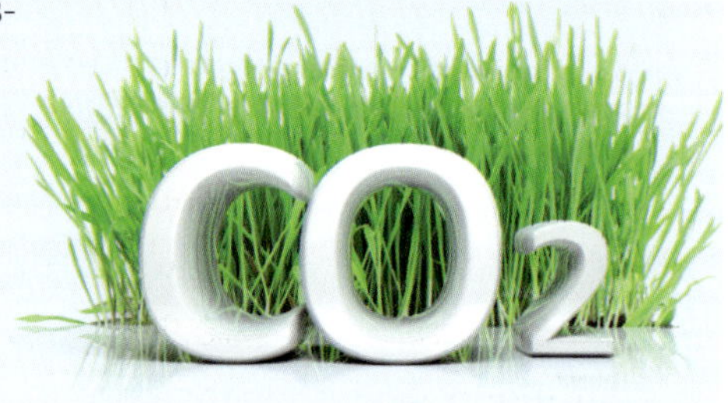

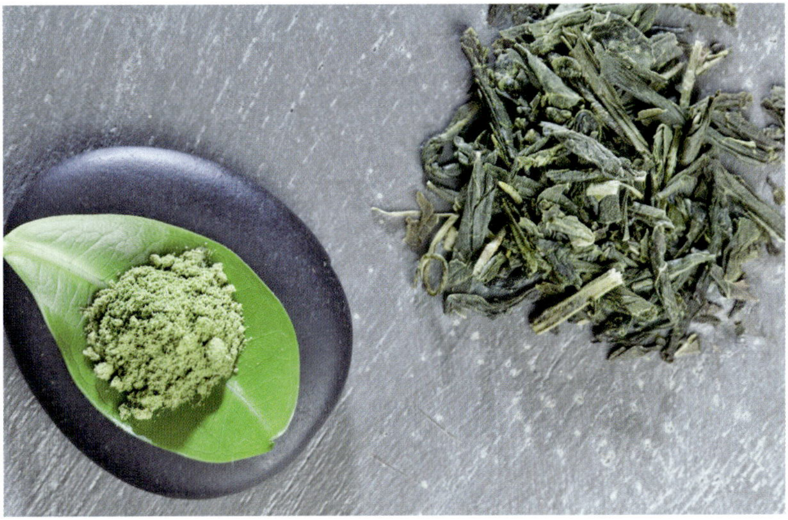

Catechine aus grünem Tee und grünen Kaffeebohnen sind eigentliche Fettburner.

Catechin

Es gibt unendlich viele Studien und Nachweise, wie außerordentlich gesund grüner Tee ist.

Allerdings gibt die Traditionelle Chinesische Medizin auch Anweisungen heraus, wie der Grüntee richtig eingenommen werden soll. Grüner Tee gehört nach der Einteilung der Elementenlehre zum Element Feuer und wirkt darin stark kühlend. Ungeachtet der tollen Wirkung von Grüntee hat dieses Getränk also auch ein Problem. Es sediert die Herz-Energie, kühlt diese also ab. Und die Herz-Energie ist nach der TCM für die Emotionen (Shen = Geist) zuständig.

Um die Wirkung des Grüntees zu optimieren, sollte man also die kühlenden Eigenschaften dieses Blattes (Camelia Sinensis) vom Teebaum im Element Feuer wieder wärmen. Wie, das sollte man den Fachleuten überlassen. Dazu gibt es ausgezeichnete Tee-Mischungen (z. B. Sencha-Grüntee).

Ohne diese kühlenden Eigenschaften gibt es aber den eigentlichen Wirkstoff, den wir aus dem Teeblatt extrahieren. Er nennt sich Catechin. Catechine sind polyphenolische Pflanzenmetaboliten. Vielleicht kennen Sie auch den Ausdruck

»sekundäre Pflanzenstoffe«. Catechine haben eine besonders hohe Bedeutung als antioxidative Wirkstoffe. Catechine binden also ausgezeichnet freie Radikale und machen sie unschädlich.

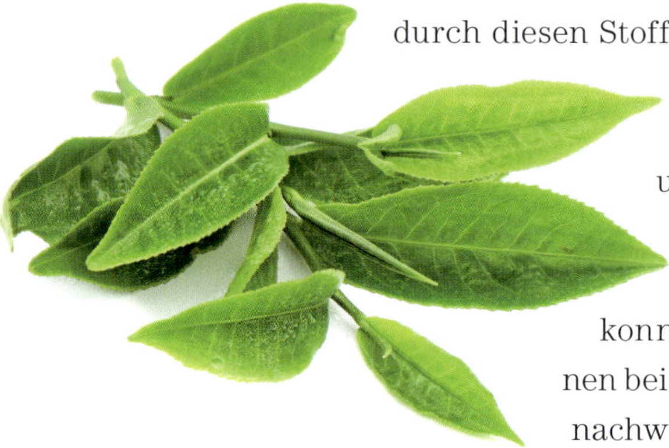

Catechine aus Grüntee und aus grünen Kaffeebohnen helfen beim Abnehmen. Die Aktivierung der Mitochondrien wird durch diesen Stoff derart erhöht, dass die Thermogenese wesentlich gefördert wird. Dadurch wird der Grundumsatz hochgefahren und der Kalorienverbrauch steigt aktiv an.

Die Universität Tokushima (Japan) konnte durch die Einnahme von Catechinen bei Probanden erhöhte Fette im Stuhlgang nachweisen. Damit wurde bewiesen, dass Catechine Fette binden und ausleiten. Die Studie wurde ausgeweitet und auf eine Gruppe übergewichtiger Menschen übertragen. Dabei konnte nachgewiesen werden, dass Probanden, die Catechine eingenommen hatten, während einer Diätphase fast doppelt so viel Gewicht verloren haben, wie die zweite Gruppe, welche keine Catechine verzehrt hatte.

Doppelblindstudie Ergebnis: Körpergewicht, BMI, Taillenumfang, Körperfettmasse und subkutaner Fettbereich waren in der Catechin-Extrakt-Gruppe signifikant niedriger als in der Kontrollgruppe. LDL-Cholesterin wurde messbar gesenkt.

Das American Journal of Clinical Nutrition hat eine Studie veröffentlicht, in der bewiesen wurde, dass die untersuchte Fettoxidation bei Menschen mit Catechineinnahme um 17 Prozent höher war als bei denjenigen, welche keine Catechine zu sich genommen haben.

Es gibt viele weitere Untersuchungen, die die Wirkung von Catechinen belegen. Deshalb bauen wir Catechine in unserem Basen-Metabol-Drink ein. Kombiniert mit den Ballaststoffen im Drink ist die Wirkung ideal.

Studie: Einnahme von Catechinen führt zu einer Reduktion des Körperfettes und Malondialdehyd-Modifiziertes LDL, Laboratories No.1, Kao Corporation, Tokio, Januar 2005

Probiotische Bakterien

Wenn Sie täglich probiotische Bakterien zu sich nehmen, werden Sie weniger krank. So besagen es viele Studien.

Die Milchsäurebakterien werden von unserem Darm dringend gebraucht. Die Darmflora wird damit besiedelt. Damit werden die Darmfunktion sowie das Immunsystem indirekt angeregt und gestärkt. Befinden sich zu wenige Probiotika im Darm, nehmen die schädlichen Mikroorganismen überhand. Damit ist dann das Milieu im Darm gestört.

Probiotische Bakterien sind Milchsäurebakterien, die aber nicht nur in der Milch, sondern in vielen Lebensmitteln vorkommen.

Die zwischen 400 und 500 Arten von Bakterien in unserem Darm sollten zu gut 85 Prozent aus nützlichen, sogenannten probiotischen Bakterien bestehen. Der Rest kann auch mal schädlich sein und wird durch denaturierte Nahrung und emotionale Faktoren genährt. Diese Balance zu finden, ist Aufgabe unseres Körpers, aber auch unseres Geistes, denn hier ist eine ausgewogene Ernährung gefragt!

Studien belegen auch einen starken Einfluss der Darmflora auf unsere Emotionen. Das heißt, unser Wohlgefühl und unsere geistige Leistungsfähigkeit hängen direkt mit unserem Darm zusammen.

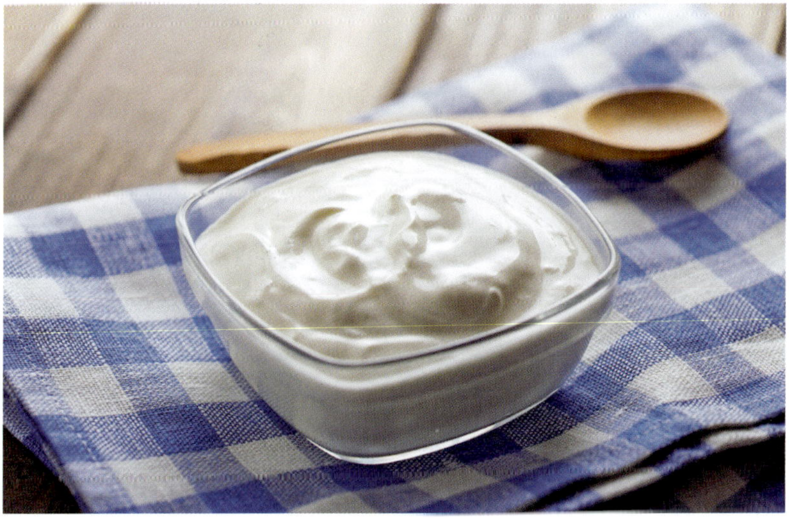

Nicht schlecht – ein Naturquark. Besser als ein Yoghurt, denn Quark macht nicht kalt und fördert kaum Schlacken!

Die Einnahme von probiotischen Lebensmitteln, insbesondere von Nahrungsergänzungsmitteln, die mit probiotischen Bakterien versetzt sind, unterstützt aktiv den Aufbau und Erhalt unserer Darmflora. Wir können nie zu viele probiotische Bakterien aufnehmen.

Aus diesem Grund wird dem Probiotik-Eiweiß-Drink eine Menge an probiotischen Bakterien zugeführt. Diese sollen vor allem in der Nacht ihre Wirkung auf die Darmflora haben.

Präbiotische Bakterien

Wer zu wenig Präbiotika isst, lässt die Darmflora verhungern.

Probiotisch sind ja die Bakterien, die sich auf unserem Darm ansiedeln und optimalerweise die Aufnahme von Vitalstoffen organisieren. Präbiotika demgegenüber sind ganz einfach gesagt die Nahrung der Probiotika.

Präbiotische Bakterien (auch Ballaststoffe genannt) werden nach dem Verzehr normalerweise wieder ausgeschieden. Zumindest größtenteils. Denn viele werden auch von den Probiotika *angeknabbert*. Wenn Sie genügend Präbiotika zu sich nehmen, werden die angesiedelten probiotischen Bakterien gut genährt. Und gut genährte Arbeiter leisten mehr und siedeln sich auch gerne an.

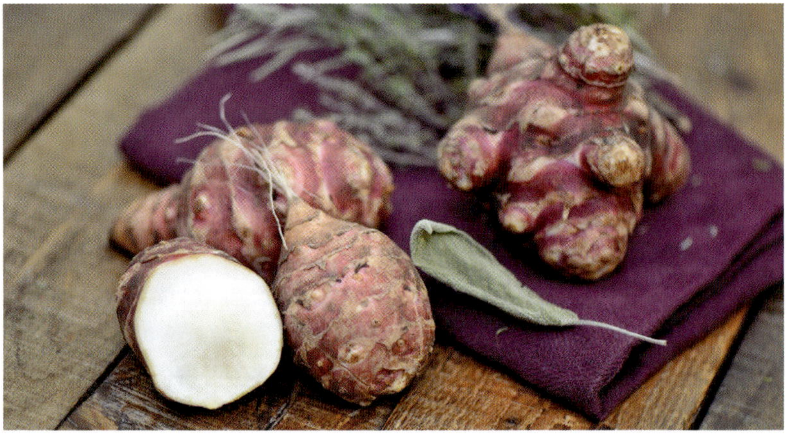

Topinambur enthält keine Stärke, die zum Beispiel bei der Verdauung zu Glukose wird. Das Gemüse ist für den Darm sehr wichtig.

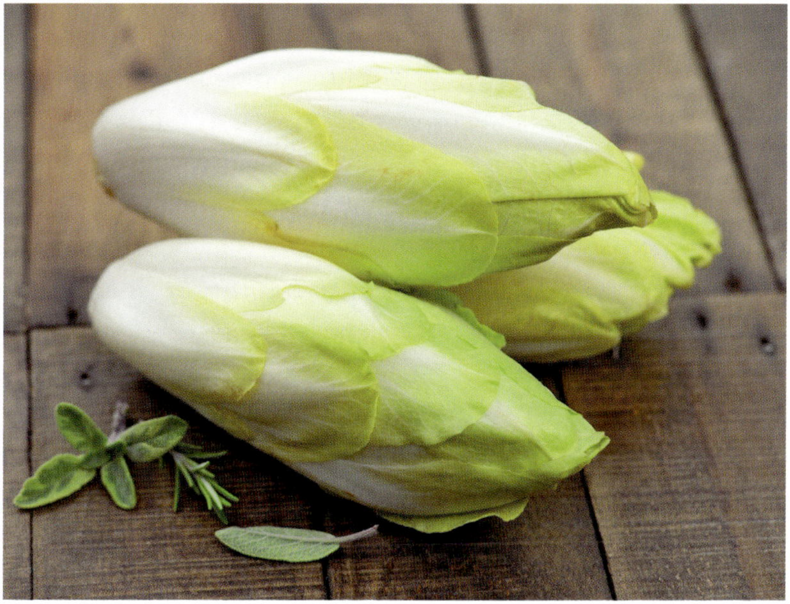

Chicorée ist auch wegen seiner Bitterstoffe für die Ernährung besonders wichtig.

Inulin

Wenn wir schon beim Darm sind, dann müssen wir jetzt daran denken, unseren Darm nicht verhungern zu lassen. Sie lesen richtig, unser Darm kann verhungern.

Der Darm ist ein Organ. Jedes Organ hat eine Funktion, und die Aufgabe des Darmes ist Aufnehmen und Abgeben.

Der Darm selbst braucht für seine Funktion aber auch eigene Nährstoffe. Seine Siedler, die probiotischen Bakterien, müssen ja auch leben. Und dieser Darm-Nährstoff heißt Inulin.

Inulin ist ein präbiotischer löslicher Ballaststoff, der in einigen wenigen Lebensmitteln vorkommt. Darunter fallen vor allem Chicorée (Zichorie), Zwiebeln, Knoblauch, Schwarzwurzeln, Artischocken, Spargel oder Topinambur. Wenn unser Darm genügend Eigennahrung bekommt, kann er den Austausch von guten (probiotischen) und schlechten Darmbewohnern regeln.

Durch Inulin wird auch die Aufnahme von lebenswichtigen Mineralstoffen gefördert.

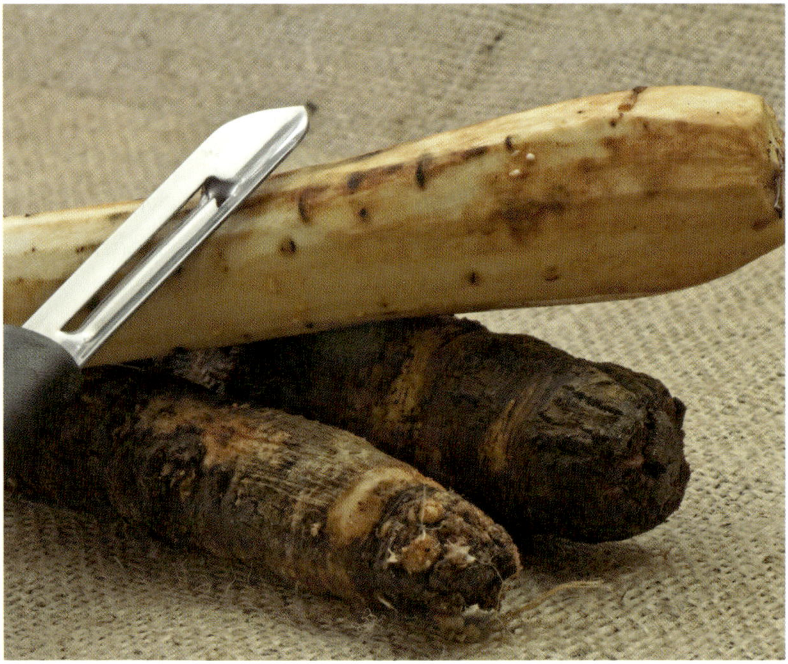

Präbiotische Lebensmittel, wie zum Beispiel Schwarzwurzeln, enthalten Inulin. Wenn zu wenig präbiotische Lebensmittel gegessen werden, haben die Darmbakterien Hunger.

Da Inulin als eigentlicher Mehrfachzucker von unserem Körper nicht resorbiert werden kann (dafür fehlen ihm die Enzyme), wirkt Inulin idealerweise als Ballaststoff. Bifido- und Lactobazillusstämme verwenden das Inulin beim Vorbeiziehen als Nahrung. Dadurch produzieren sie mehr Milchsäure, und der ph-Wert im Darm sinkt. Das verdrängt unweigerlich die schlechten Darmbewohner. Zudem können die probiotischen Bakterien bei ausreichender Ernährung wichtige Vitalstoffe wie z. B. Vitamine, über zwanzig verschiedene Hormone und auch ungesättigte Fettsäuren herstellen. Damit wird indirekt durch probiotische Bakterien das Immunsystem massiv trainiert und gestärkt.

Probiotische Bakterien können mit der richtigen Ernährung über zwanzig verschiedene Hormone und ungesättigte Fettsäuren herstellen.

Deshalb wird Inulin direkt als präbiotischer Wirkstoff bezeichnet. Also ein dem Leben zugetaner, förderlicher Ballaststoff. Die Kombination von Inulin und probiotischen Stoffen ist perfekt. So, wie sie zum Bespiel in unserem Probiotik-Eiweiß-Drink auch enthalten sind.

Chrom

Chrom macht uns wach, geistig fit und hilft uns, unsere Ziele zu verfolgen. Chrom ist ein sogenanntes Spurenelement. Diese Mineralstoffe werden so genannt, weil sie nur in sehr geringer Konzentration im menschlichen Körper vorkommen. Chrom steuert den Glukosetoleranzfaktor und ist somit direkt am Zuckerstoffwechsel beteiligt.

Chrom ist auch wichtig für die Herstellung körpereigener Proteine und für die Schilddrüsenfunktion.

Zudem aktiviert Chrom die Muskulatur und erhöht dort die Fettverbrennung um bis zu 400 Prozent! Chrom-Mangel kann ein Grund sein, wieso man trotz Diät kein Gramm abnimmt. In Studien wurde belegt, dass Probanden, die genügend Chrom aufgenommen haben, während der Abnehm-Phase pro zwei Kilogramm Fett rund 600 Gramm fettfreie Körpersubstanz aufgebaut haben. In der Regel in Form von Muskelmasse.

Chromreiche Lebensmittel sind zum Beispiel Vollkornprodukte, Hülsenfrüchte, Pilze, rote Johannisbeeren, Preiselbeeren, Nüsse, Pfeffer und Vollrohr- oder Rohrohrzucker. Wir verwenden im Probiotik-Eiweiß-Drink Chrom aus reinen Pflanzenquellen, damit die biologische Resorbierbarkeit (Aufnahmefähigkeit) optimiert ist.

Ist zu wenig Chrom vorhanden, muss mehr Insulin ausgeschüttet werden, als es für den Abbau von Kohlenhydraten eigentlich nötig wäre. Der Teufelskreis der Fett-Deponierung beginnt.

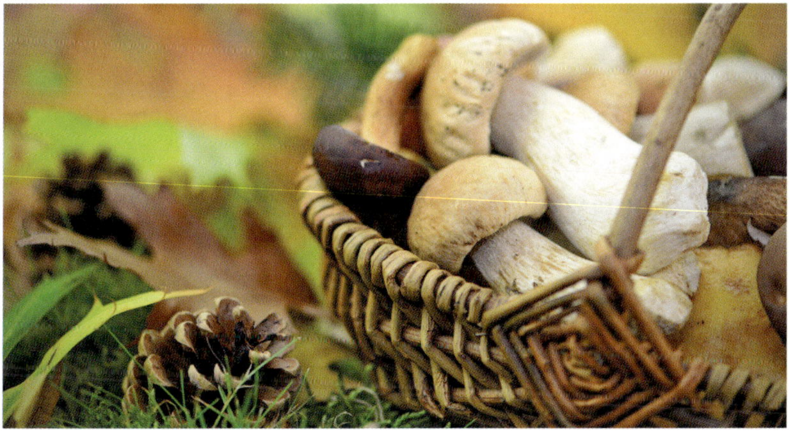

Chrom kann gut als Nahrungsergänzung eingenommen werden. Es ist auch im Protein-Slim-Drink enthalten.

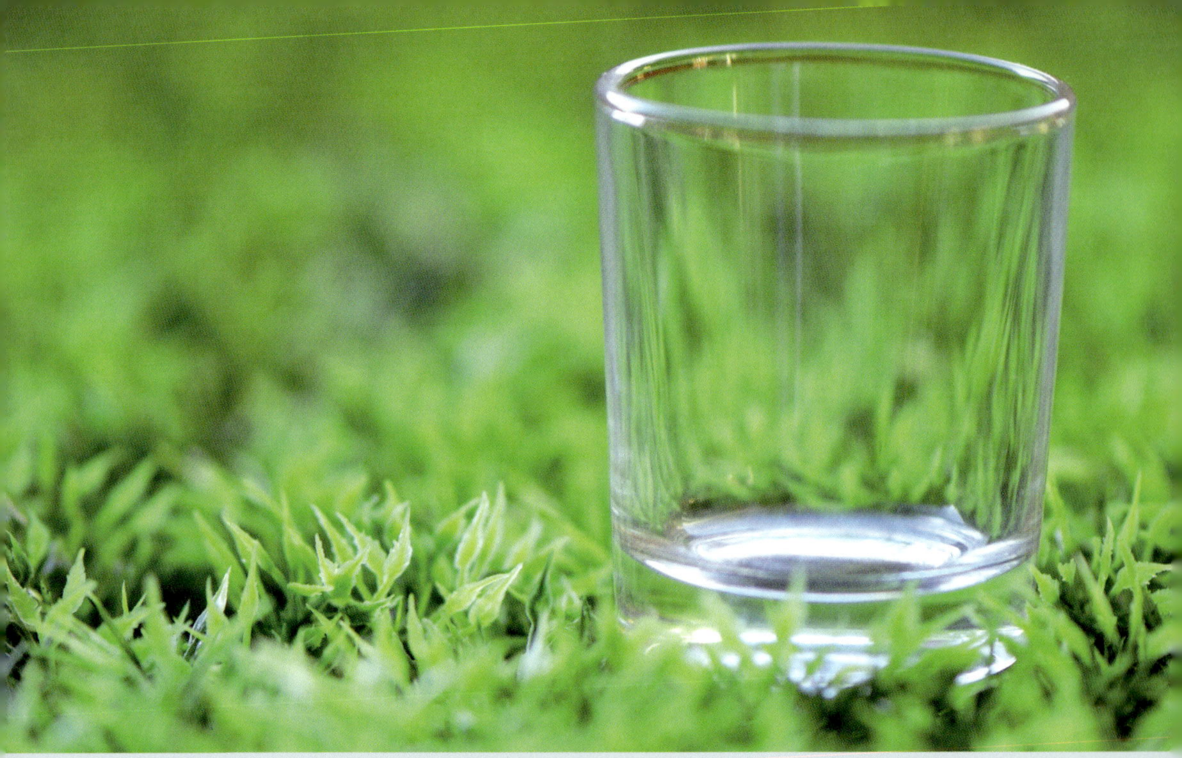

Ohne Entschlackung ...

... geht Gewicht verlieren kaum!

Eine erfolgreiche Gewichtsregulation setzt zwingend eine Entschlackung voraus. Vielleicht denken Sie jetzt, dass das doch dasselbe sei? Nein, ist es nicht!

Was ist Schlacke?

Schlacken sind im Organismus eingelagerte Säuren, gebunden an Mineralstoffen und Spurenelemente. Die Biochemie definiert Schlacke als Neutralsalze. Sie sollten normalerweise vom Körper automatisch ausgeschieden werden. Dies geschieht zum Beispiel beim Ausschwitzen über die Haut. Aber auch die Nieren, Lungen und der Darm sind für die Abführung dieser schädlichen Stoffe zuständig. Wenn die Salze im Körper eingelagert werden und sich an verschiedene Gewebe, Knochen, der Muskulatur und vor allem im Bindegewebe andocken, werden sie zu Schlacke und behindern die natürliche Funktion der einzelnen Organe. Sie verursachen Schmerzen in Form von Gicht und lösen viele Gebrechen aus.

Wie entsteht Schlacke?

Vor allem ungesunde Ernährung ist die Ursache der körperlichen Verschlackung. Während der Verdauung werden regelrechte Säurebomben auf den Organismus losgelassen.
Eine verschlackende Ernährung ist heute leider für viele Menschen ganz normal. Typische, die Verschlackung verursachende Lebensmittel sind Weißmehlprodukte, Fleisch- und Milchprodukte (Käse, Milch – nicht Molke), Industriezucker, Kaffee (Gerbsäure – nicht Koffein), Alkohol (im Übermaß), Softdrinks (Kohlensäure) und das ganze Convenience-Food (Fast Food, Fertignahrung). Auch die Verwendung der Mikrowelle fördert die Verschlackung.

Lebens- und Genussmittel, die verschlacken, sind zum Beispiel:
- Weißmehlprodukte
- Fleisch
- Milch
- Käse
- Kaffee
- Alkohol
- Fast Food

**Dabei gilt immer:
Die Menge macht das Gift.**

Ein Rausch nach zu viel Alkoholkonsum ist nicht empfehlenswert. Aber wenn dies nur ein- oder zweimal pro Jahr vorkommt, stellt das für den Körper kein Problem dar. Der Körper kann sich regenerieren. Auch wenn Sie danach noch ein, zwei Tage unter den Auswirkungen der Trunkenheit leiden, so regeneriert der Körper sich wieder vollständig. Jedoch täglich etwas zu trinken und angetrunken ins Bett zu gehen, übersäuert den Körper. Damit kommt er nicht zurecht. So wird

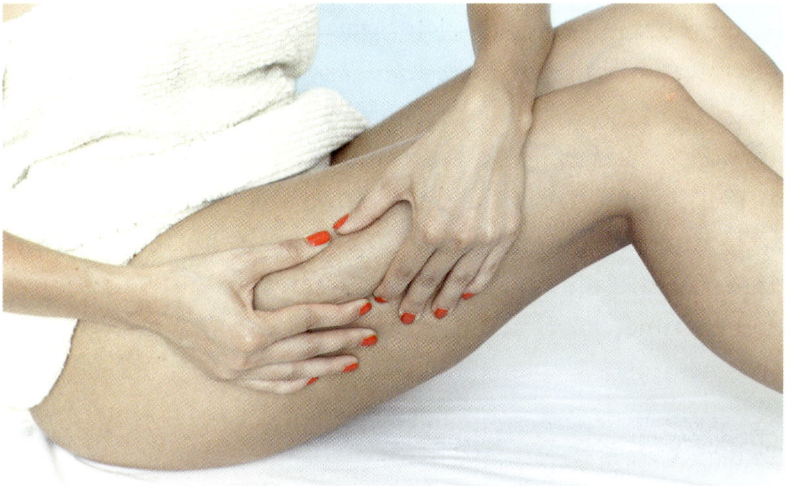

Schlacken fördern die berüchtigte Orangenhaut.

er dauerbelastet, völlig übersäuert, kann in der Nacht nicht mehr richtig regenerieren, seine Reparaturarbeiten durchführen, und es kommt zu einem massiven Raubbau. Die Menschen sehen dann älter aus, als sie sind, die Haut wirkt welk, und die körperlichen Gebrechen beginnen, auch als Zivilisationskrankheiten bezeichnet. Aber auch Umweltbelastungen, Elektrosmog sowie mentaler Stress führen zu Übersäuerung und produzieren toxische Stoffe. Viele der Säure- und Toxinbelastungen landen dann im Bindegewebe, also in der Haut.

Weitere Schlackenformen

Es gibt noch andere Schlackenstoffe, die in der Naturheilkunde exakt definiert sind. So ist zum Beispiel oxidiertes Cholesterin, das in Blutgefäßen eingelagert wird, ein weiteres bekanntes Verschlackungsthema und wird medizisch als *Arteriosklerose* bezeichnet. Schlaganfälle, Herzinfarkt und die Abnahme der Gedächtnisleistung sind typische Folgen dieser Zivilisationkrankheit. Auf Dauer ist ein zu hoher Cholesterinwert (LDL) also nicht nur für die Gefäßwände schädlich, er führt gleichzeitig zu einer massiven körpereigenen Verschlackung.

Je mehr feste Abfallreste sich zusammenklumpen, desto größer werden die Schlackenberge. Sie zeigen sich in Form von Steinen, bekannt als Blasen-, Gallen- oder Nierensteine. In Form von Harnsäurekristallen, die nichts anderes als Schlacke ist, kommt es zu immer größeren Klumpen, die dann nicht mehr natürlich abgehen können. Irgendwann sind sie dann für das entsprechende Organ zu groß und zu schwer und beginnen, sich von ihrem Nest, der Bindehaut, freizusetzen. Das Resultat sind dann Koliken.

Arteriosklerose ist nichts anderes als oxidiertes Cholesterin, das sich in den Blutgefäßen einlagert. Schlaganfall, Herzinfarkt sind nur die bekanntesten gesundheitlichen Folgen dieser Fehlernährung.

Schlacke als Säure ist ätzend

Wenn wir von Schlacken als Säuren sprechen, müssen wir zudem die säureätzende Funktion in Betracht ziehen. Und ätzende Stoffe im Körper müssen schnellstens neutralisiert werden. Nicht, wo sie natürlich vorgesehen sind, z. B. im Magen als Magensäure, aber überall dort, wo sie als Depot wegen der übersäuernden Ernährung eingelagert wurden, weil sie vom Körper auf natürliche Weise nicht mehr abgebaut werden können. Die Säure wird in Form basischer Mineralstoffe gebunden (Calcium, Magnesium) und in weniger stark durchblutetem Gewebe eingelagert. Cellulite, übermäßige Fetteinlagerungen, Gelenkbeschwerden und viele andere Gesundheitsprobleme entstehen, die als typische Zivilisationskrankheiten bekannt sind. Das ist alles nicht gut, denn der Raubbau der lebenswichtigen Mineralstoffe ist fatal!

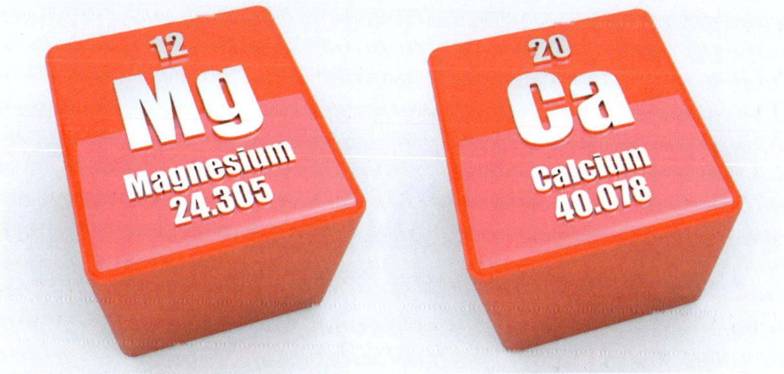

Organschwäche durch falsche Ernährung

Die Ernährung spielt in all diesen Fällen eine zentrale Rolle! Durch Fehlernährung entstehen einerseits solche Kristalle und Schlacken, andererseits schwächt sie zusätzlich die wesentlichen Ausscheidungsorgane (Nieren, Blase, Leber und vor allem den Darm). Geschwächte Organe sind dann nicht mehr voll funktionsfähig, und damit beginnt ein zusätzlicher Leidensweg. Es entstehen also nicht nur zu viele Schlacken, sie werden auch so gut wie nicht mehr ausgeleitet. Spätestens in diesem Stadium – und in dem Stadium stecken sehr viele Menschen – bekommt eine Entschlackungskur zentrale Bedeutung.

Entschlackungskuren helfen dem Körper, sich von den im Laufe der Zeit angehäuften Schlacken und Giften zu befreien. Auch unser Abwehrsystem profitiert von der Entschlackung.

Alle Menschen haben Schlacken – auch dünne

Schlacken sind das Zivilisationsproblem Nummer eins. Schlacken haben alle. Auch sehr schlanke Menschen. Wenn ich bei Menschen mit der Pulsdiagnostik die Schlackenbelastung teste (das geht indirekt über Organrückmeldungen) und feststelle, wie stabil ihre Mitte ist, (verschlackte Mitte/Verdauung ist besonders häufig reaktiv) dann stelle ich immer wieder fest, dass fettleibige Menschen nicht mehr Schlacken haben als dünne/schlanke Menschen.

> Schlacken sind häufig Jahre, ja sogar Jahrzehnte alt. Der Körper deponiert sie und setzt sie erst im äußersten Notfall wieder frei.

Der Notfall wäre richtiger Hunger. Wer hat in unserer Zivilisationsgesellschaft schon richtig Hunger? Wenn man im Hungerzustand (z. B. Fastenkur) ein paar Tage wartet, werden die Schlackenstoffe wirklich wieder angezapft. Dabei entstehen dann zum Teil massive körperliche Belastungen in Form von Glieder- und Kopfschmerzen. Organe beginnen zu schmerzen,

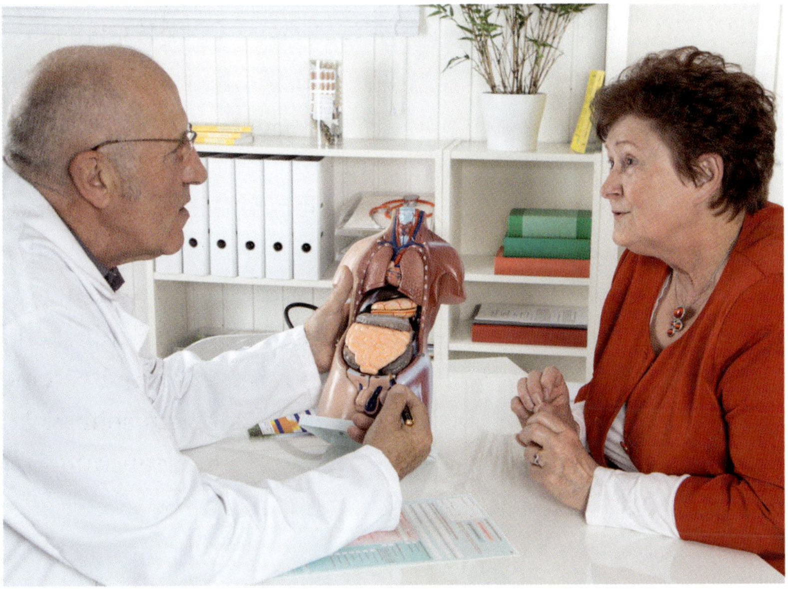

in Fastenkliniken ist ein Arzt mit dabei, zu Hause sollte man schonender entschlacken!

die Haut wird massiv unrein, Ausdünstung und Ausscheidungen nehmen einen unangenehmen Geruch an, und viele weitere Reaktionen setzen ein. Jetzt wird der Körper von auflösenden Giftstoffen übersät, die mit den Salzen gebunden waren. Das ist sehr unangenehm, kann sogar schmerzhaft und heikel sein. Denn hohes Fieber und kollabierende Organe sind bei solchen massiven Entschlackungskuren nicht selten. Deshalb sind in den Fastenkliniken immer Ärzte anwesend.

Natürlich entschlacken

Durch eine gezielte Ernährungsumstellung, wie in diesem Buch geschildert, aktivieren Sie ganz automatisch die natürliche Entschlackung. Denn wenn der Körper nach zwei bis drei Wochen Ernährungsumstellung die ganz groben Reparaturarbeiten über Nacht aufgearbeitet hat, beginnt er automatisch mit der Beseitigung der eingelagerten Schlacken, die für ihn ohnedies ein Übel darstellen. Er betrachtet sie aber nicht als vorrangiges Problem.

In der Phase der Entschlackung, welche typischerweise nach den genannten zwei bis drei Wochen beginnt, können einige körperliche Reaktionen auftreten, z. B. Gelenkschmerzen, Hautunreinheiten, Kopfschmerzen und anderes mehr, typische Reaktionen eben, die man von Fastenkuren her kennt. Allerdings meist in abgeschwächter Form, sodass sie im Alltag kaum bemerkt werden. Erst wenn Sie ins Bett gehen, merken Sie vielleicht, dass da ein Kniegelenk oder dort ein Halswirbel knackt oder auch leicht schmerzt. In der Früh erkennen Sie vielleicht, dass Ihre Fingergelenke nicht mehr so beweglich sind, und plötzlich sind Sie leicht wetterfühlig und reagieren mit Kopfschmerzen. Das sind alles völlig normale, richtige Entschlackungs- und Entgiftungserscheinungen.

Mit der Entschlackung und der aktiven Ausleitung mit Unterstützung des Körpers purzeln normalerweise automatisch auch Pfunde.

Durch die Entschlackung beginnen die meisten Organe und Systeme im Körper wieder aktiv zu werden, die Thermogenese steigt, und der Stoffwechsel wird in jeder Phase erhöht. Durch entschlackte Organe, insbesondere durch die Entschlackung des gesamten Verdauungsapparates, können nun plötzlich wieder Vitalstoffe aufgenommen werden. Mineralstoff- und Spurenelementemangel werden beseitigt, Vitamindepots

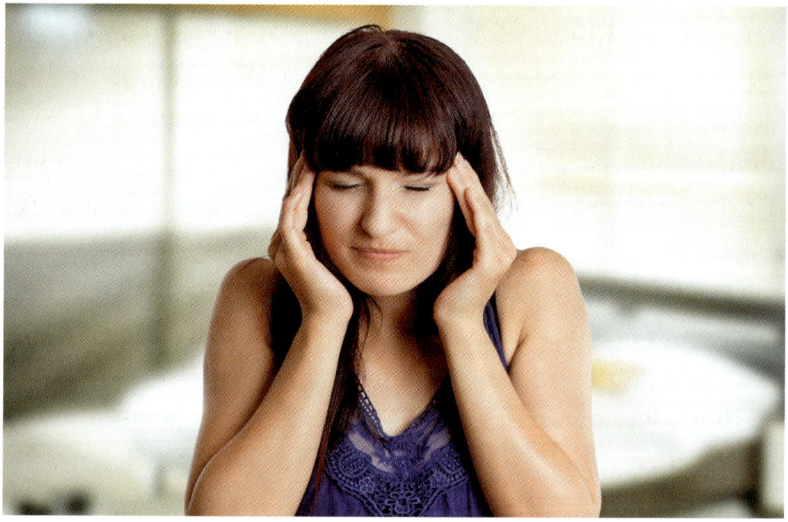

Bei der Entschlackung und Entgiftung kann es auch zu unangenehmen Begleiterscheinungen kommen. Sie sind Zeichen dafür, dass der Körper aktiv ist.

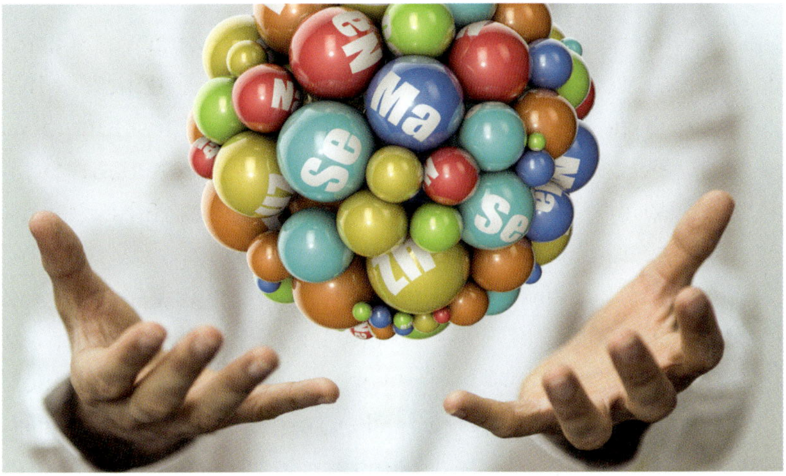

Nach einer Entschlackungskur muss der Körper wieder ausreichend mit Vitaminen und Mineralstoffen versorgt werden.

aufgefüllt, und die Darmflora kann wieder gut besiedelt werden. Voraussetzung dafür ist, dass einerseits aktiv entschlackt wird, andererseits die Vitalstoffe in Form von Supplementen (Nahrungsergänzung) im Körper oder durch eine optimale Ernährungsweise wieder aufgebaut werden.

Fasten – eher weniger

Um den Körper optimal zu entschlacken, empfehle ich ausdrücklich *keine* Fastenkur. Beim Fasten wird der Darm logischerweise lahmgelegt. Er bekommt ja keine Nahrung mehr, kann/muss also auch nichts tun. Die *TCM* und die Naturheilkunde aktivieren lieber die körpereigene, natürliche Entschlackung und somit die Entgiftung und zählen dabei auf die Dynamik der Organe bis hin zu den einzelnen Zellen, die je nach Reiz wieder zu ihrer alten Aktivität zurückfinden sollen. Grundsätzlich will der Körper ja Schlacke verlieren. Nur wenn er daran mit neuer Übersäuerung (Stress, falsche Ernährung) gehindert wird und ihm viele Vitalstoffe entzogen werden oder ihm fehlen (Mineralien, Spurenelemente, Vitamine), *kann* er nicht anders, als die Säuren zu binden und im Organismus einzulagern.

Viele Menschen glauben, sie konnten nur Gewicht verlieren, wenn sie sich einer Fastenkur unterziehen würden. Davon rät aber die TCM ab. Denn beim Fasten wird der Darm lahmgelegt.

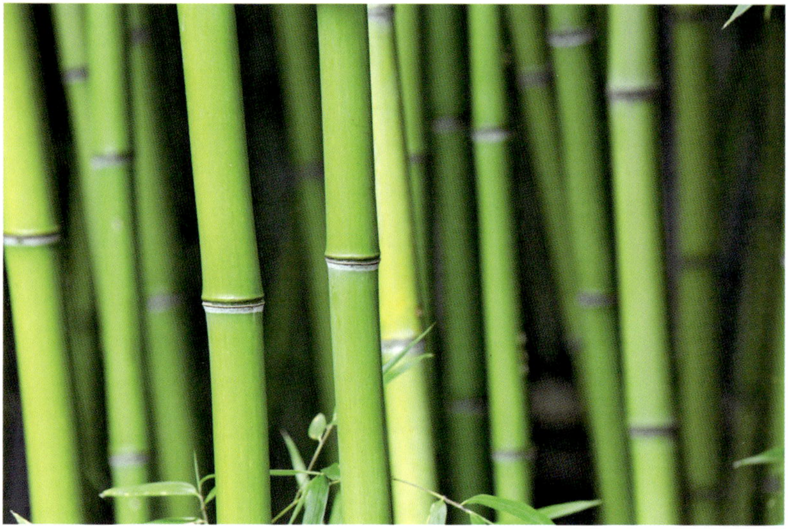

Bambus, die ganzheitliche Pflanze, hilft am besten bei der Entgiftung des Körpers, ganz ohne negative Begleiterscheinungen.

Entschlacken mithilfe der TCM

Aus Sicht der TCM müsste das alles nicht sein. Man könnte mithilfe der TCM sogar noch schneller, effektiver und ohne negative Reaktionen den Körper richtig entschlacken, und zwar indem man die Ausscheidungsorgane aktiviert und die natürliche Entschlackung fördert, sodass freigesetzte Toxine nicht lang im Körper bleiben, sondern über Nieren, Blase und Darm schnell ausgeleitet werden – vor allem aber über die Haut.

Dazu haben wir in den letzten 15 Jahren ein sehr effektives Hausmittel entwickelt und erprobt: das *BambusVitalpflaster*. Durch das Aufkleben von je einem Vitalpflaster in der Mitte auf den Fußsohlen werden Reflexzonen und ein Akupunkturpunkt aktiviert.

Wie sich die Vitalpflaster am wirkungsvollsten anwenden lassen, ist in »Das Vitalpflasterbuch« eindrucksvoll beschrieben und belegt.

Zu den Reflexzonen: In der Mitte der Fußsohle befinden sich alle Reflexzonen der *Mitte*. Die Mitte besteht aus den Organen Magen, Milz, Darm, Leber, Nieren. Das Pflaster ist groß genug und strahlt von dem Bambus-Qi auch weit über die Ränder hinaus, sodass es eine regulierende Wirkung auch auf andere Organe hat. Mit dem Pflaster auf den Reflexpunkten wird

reines Qi (Energie) zu den Organen gesendet, und Organaufgaben werden gestärkt. So wird Schlacke aktiv gewandelt und mithilfe des Ausscheidungssystems ausgeführt.
Zum Akupunkturpunkt: Auf der ganzen Fußsohle befindet sich nur ein einziger Akupunkturpunkt. Alles andere sind Reflexzonen. Der Akupunkturpunkt heißt *Niere 1.* Dieser Punkt ist als Haupt-Ausleitungspunkt bekannt und wird in der TCM normalerweise mit Moxa gewärmt und die Ausleitung damit aktiviert.

> **Mit dem *BambusVitalpflaster* wird der natürliche Ausscheidungsprozess exakt aktiviert und durch die in sich harmonisch ausbalancierten Vitalpflaster optimal gestärkt.**

Eine weitere Funktion neben der Aktivierung und Harmonisierung der Reflexzonen und des Akupunkturpunktes ist die klassische direkte Ausleitung. Wenn wir nach Anwendungen von Kunden die verwendeten Vitalpflaster nachmessen und an den ausgeleiteten Toxinen Säuremessungen vornehmen, sind wir häufig sehr erstaunt. Wie Sie vielleicht wissen, hat unser Schweiß, den wir über die Füße aussondern, einen normalen

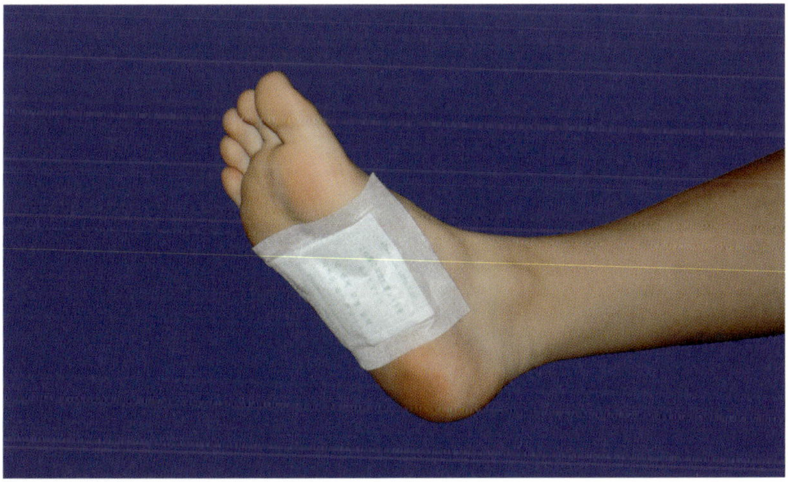

Da müssen Sie keinen Arzt oder Apotheker fragen, Sie brauchen nur das Vitalpflaster kleben und es erleben.

pH-Wert von etwa 5,5. Er kann mal höher oder tiefer sein – aber kaum unter 5,0. Wenn wir die Pflaster messen und pH-Werte von 4,2 und 3,8 messen und uns dabei vergewissern, dass die Werte ja aus basischen Kräutern gemessen werden, die von Anfang an schon in den Pflastern enthalten waren (Bambus und vieles mehr), somit der gemessene pH-Wert also ein Mittel darstellt, dann kann man nur erahnen, wie viel Säure mit den Pflastern direkt über den *Nieren-1-Akupunkturpunkt* ausgeleitet wurde. Das ist eine Unmenge je Nacht, die niemals nur durchs Schwitzen geschafft werden könnte. Und in der Zwischenzeit wissen wir auch, dass in den ausgeleiteten sauren Salzen (Neutralsalze) Schwermetalle und Giftstoffe eingelagert sind. So werden neben der Säure auch Giftstoffe über die Fußsohlen ausgeleitet. Und das auf völlig schonende Weise, ohne damit ein Organ zu belasten. Das ist die effektivste Entschlackung und Entgiftung, die wir kennen. Die einzige Reaktion, die wir kennen: Nach der Anwendung schläft man besser und ist den ganzen Tag vitaler.

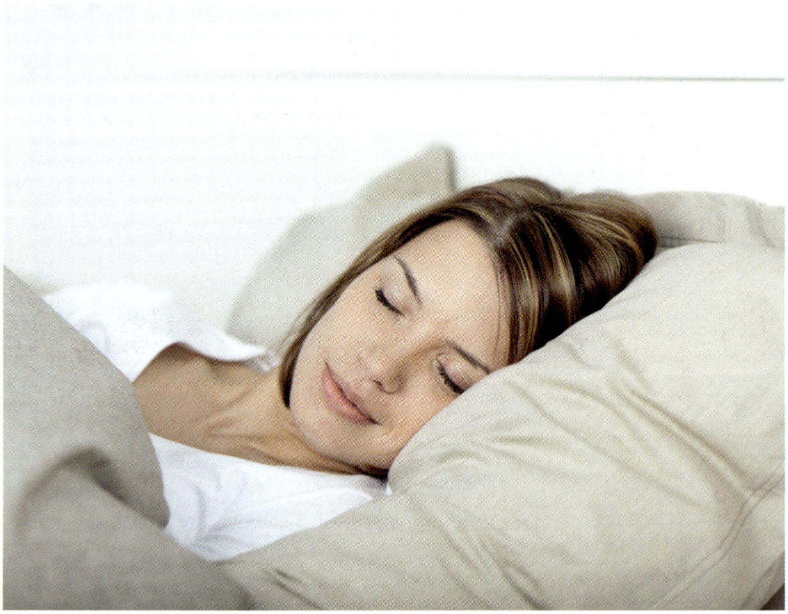

Die einzige »Nebenwirkung« des Vitalpflasters: ein gesunder und erholsamer Schlaf.

Der richtige Zeitpunkt, etwas zu essen und zu entschlacken

Zu einer optimalen Entschlackung gehört es, dass dem Körper zu bestimmten Tageszeiten die richtige Nahrung zugeführt wird und dass er mindestens einmal täglich kräftig bewegt wird. Dieser Funktion habe ich bei der *SlimWorld*-Ernährungsumstellung besondere Aufmerksamkeit gewidmet. Am Morgen ist Magen-Milz-Zeit, so sagt es uns die Organuhr. Das ist die Zeit der Mitte und der Verdauung. Während dieser Zeit sollte man essen. Ab 11:00 Uhr stellt der Körper auf Herz-Dünndarm, da Element Feuer um. In der Zeit darf man essen, sollte aber zu viele Kohlenhydrate besser vermeiden. Wichtig ist dabei, dass man dem Feuer-System, in dem das *Shen* (der Geist) ruht, Zeit gibt. Es ist also sehr empfehlenswert, eine Mittagsruhe einzulegen. Ob Sie sich schlafen legen, einen Spaziergang machen oder sich hinsetzen und schöne Musik hören, ist dabei egal. Es geht darum, einfach zu entspannen. Unsere heutige hektische Arbeitswelt nimmt dem Körper gerade diese wichtige, zentrale Entspannungszeit weg. Das ist fatal. Am Nachmittag ist Nieren Blasen-Zeit (15:00 bis 19:00 Uhr). In der Zeit ist viel Trinken angesagt. Um 21:00 Uhr stellt dann der Zuckerstoffwechsel auf Fettstoffwechsel um. In der Zeit ist Essen in Form von Kohlenhydraten absolut verboten. Eiweiß vor 19:00 Uhr ist sehr empfehlenswert, damit für die Nacht ein Depot im Blut aufgebaut werden kann.

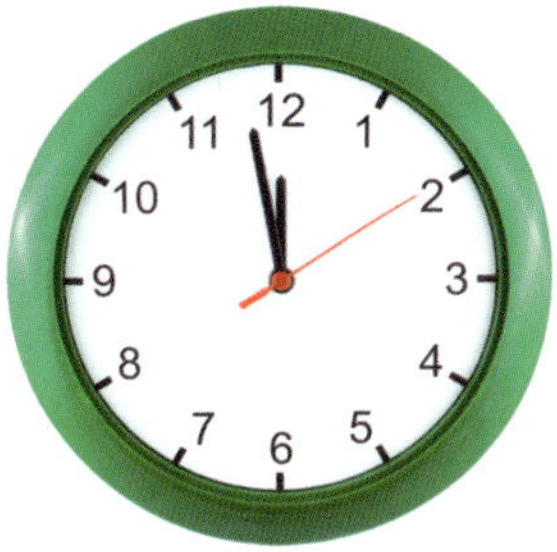

Ein mir bekannter Arzt und Zen-Meister hat das einmal treffend formuliert: »Lieber kein Mittagessen als keine Mittagspause!« Folgen Sie seiner Lehre! Legen Sie immer eine Mittagspause ein!

Fazit

Starten Sie nun also mit der Entschlackungszeit in Form der *SlimWorld*-Ernährungsumstellung, und aktivieren Sie die aktive Entschlackung durch die Vitalpflaster. Das ist meine Empfehlung, die in den letzten 15 Jahren vielen Hunderttausenden Menschen Erleichterung und Regeneration gebracht hat.

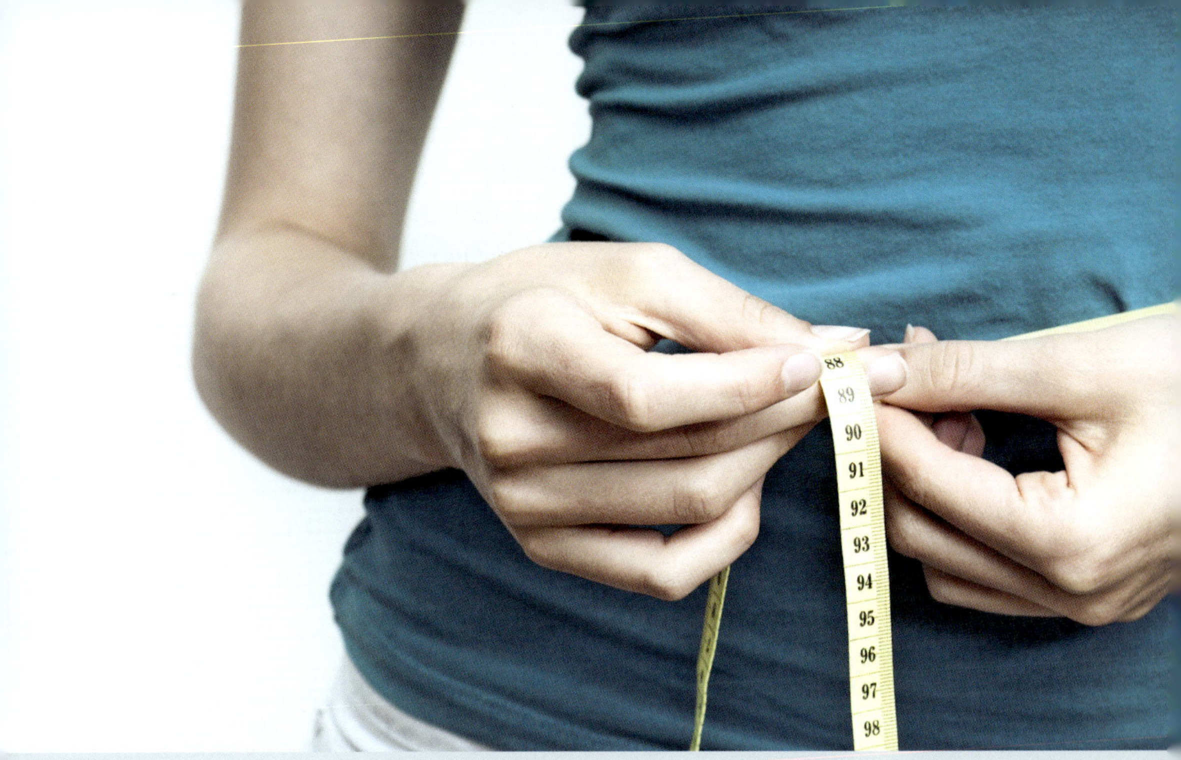

Die SlimWorld-Diät

Nach all den Informationen in diesem Buch steht Ihrem Wunsch abzunehmen, nichts mehr im Wege. Visualisieren Sie Ihren Idealkörper und befolgen Sie die sieben Punkte zum Erfolg.

Wenn Sie wollen, können Sie Ihre Diät-Nahrung mit den von uns entwickelten Produkten unterstützen. Diese Produkte sind sehr hilfreich, die Diät kann aber auch nach den neu gewonnenen Erkenntnissen selbst aufgebaut und durchgeführt werden.

Die Vorteile der SlimWorld-Nahrungsergänzung sind nicht von der Hand zu weisen, die Erfolge sprechen für sich.

Untersuchungsresultate

Im Sommer 2014 haben wir eine Untersuchung gestartet. 43 Probanden haben an einer internen Studie teilgenommen. Ziel war es, einen Monat lang die Gewichtsregulation mit der Anwendung der SlimWorld-Produkte zu dokumentieren.

In einem Monat haben alle durchschnittlich 8,3 Kilogramm abgenommen.

Die Ausgangsbasis war folgende: Jung und Alt haben daran teilgenommen. Das Ausgangsgewicht der Probanden lag zwischen 68 und 131,5 Kilogramm. Mitgemacht haben 29 Frauen und 14 Männer.

Die Probanden hatten die Aufgabe, während eines Monats das Abendessen durch den Eiweißdrink zu ersetzen. Das war auch schon alles: Der Basen-Metabol-Drink und der Abend-Tee wurden dabei noch gar nicht berücksichtigt.

> Die Daten wurden täglich erfasst,
> Gewicht und Bauchumfang waren gefragt.

Resultate nach einem Monat

- Minimale Gewichtsabnahme eines Probanden: 4,1 Kilogramm
- Maximale Abnahme eines Probanden: 13,4 Kilogramm
- Durchschnittliche Gewichtsabnahme aller Probanden: 8,3 Kilogramm
- Gesamt-Gewichtsabnahme aller 43 Probanden: 357 Kilogramm
- Minimale Abnahme des Bauchumfangs eines Probanden: 3 Zentimeter
- Maximale Abnahme des Bauchumfangs eines Probanden: 12 Zentimeter
- Durchschnittliche Abnahme des Bauchumfangs: 6,8 Zentimeter

Original-Zitate einiger Probanden

Probanden haben berichtet: Nicht nur abnehmen, sondern sich gut fühlen – das ist ein großer Unterschied zu »normalen« Diäten.

»Nun esse ich seit zwei Monaten wieder normal. In der ersten Woche nach der Kur hab ich sogar noch einmal ein Kilo verloren. Jetzt pendle ich auf diesem Niveau und nehme nicht zu, obwohl ich abends wieder ganz normal esse.«

»Ich würde diese Kur jedem weiterempfehlen.«

»Die Kur funktioniert, auch für mich Nicht-Sportler.«

»Die ersten Ergebnisse sind nach kurzer Zeit sichtbar. Das motiviert.«

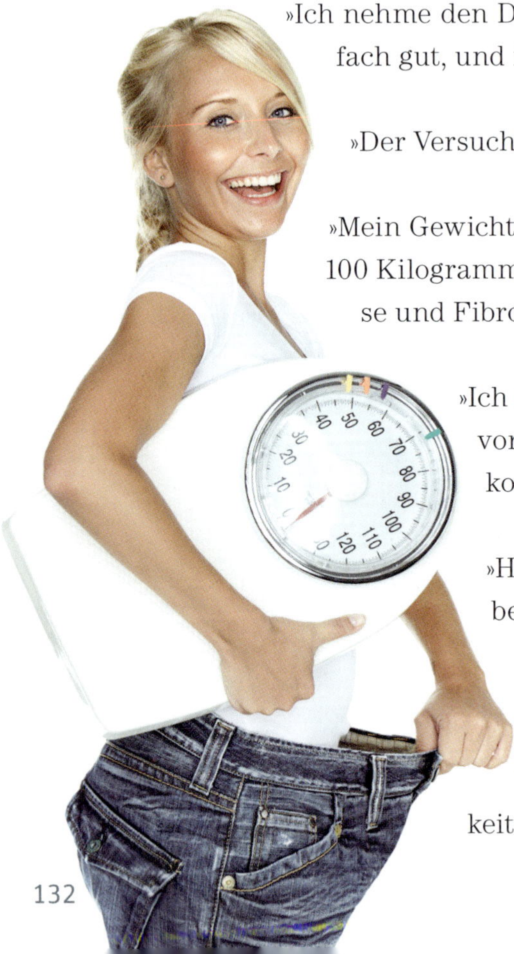

»Ich nehme den Drink weiterhin am Abend. Er tut mir einfach gut, und ich schlafe eindeutig besser damit.«

»Der Versuch war ein voller Erfolg.«

»Mein Gewicht ist seit Jahren das erste Mal wieder unter 100 Kilogramm. Ich konnte meine Medikamente (Arthrose und Fibromyalgie) jetzt schon deutlich reduzieren.«

»Ich habe super geschlafen. Viel besser als ich vorher bei normalem Abendessen schlafen konnte.«

»Habe 13,4 Kilogramm abgenommen. Ich bin begeistert! Ich mache weiter.«

»Abnehmen ist so eine Sache. Aber ich fühle mich genial. Mein ständiges Sodbrennen und meine Verdauungsschwierigkeiten sind einfach verschwunden. Danke!«

Normale Gewichtsabnahme

Die Anleitung einer normalen Gewichtsregulation ist wirklich ganz einfach.

1 Frühstücken Sie ganz nach Wunsch!

2 Trinken Sie tagsüber täglich zwei Basen-Metabol-Drinks. Die Drinks eignen sich gut als Pausenverpflegung am Morgen und am Nachmittag. Sie entscheiden aber selbst, wann es für Sie am besten passt. Achten Sie darauf, dass Sie den Day-Activ-Drink nicht zu spät am Abend zu sich nehmen, denn er regt an!

3 Tagsüber empfehle ich Ihnen den Tages-Basen-Tee als Getränk. Sonst wird zwischen den Mahlzeiten nicht gegessen!

4 Essen Sie ganz normal zu Mittag. Denken Sie an die langkettigen Kohlenhydrate (langsame Energiequelle) und die ungesättigten Fettsäuren. Essen Sie sich satt!

5 Nach dem Mittagessen ist Schluss mit fester Nahrung!

6 Das Abendessen ersetzen Sie durch den Probiotik-Eiweiß-Drink. Trinken Sie ihn langsam und schluckweise, dann sättigt er wirklich gut. Oder löffeln Sie den Drink aus dem Suppenteller.

> ! Sollten Sie wider Erwarten nicht satt werden (wir sprechen nicht von Gelüsten), dann trinken Sie notfalls einen zweiten (oder einen halben) Drink zusätzlich. Aber warten Sie auf jeden Fall mindestens eine halbe Stunde ab, bis Sie sich den Nachschlag gönnen. Ich bin sicher, das Sättigungsgefühl stellt sich ein!

7 Trinken Sie am Abend eine kräftige Tasse oder auch mehr vom Abend-Metabol-Tee.

Hier ein paar Tipps zur Verwendung der Produkte für die SlimWorld-Ernährungsumstellung.

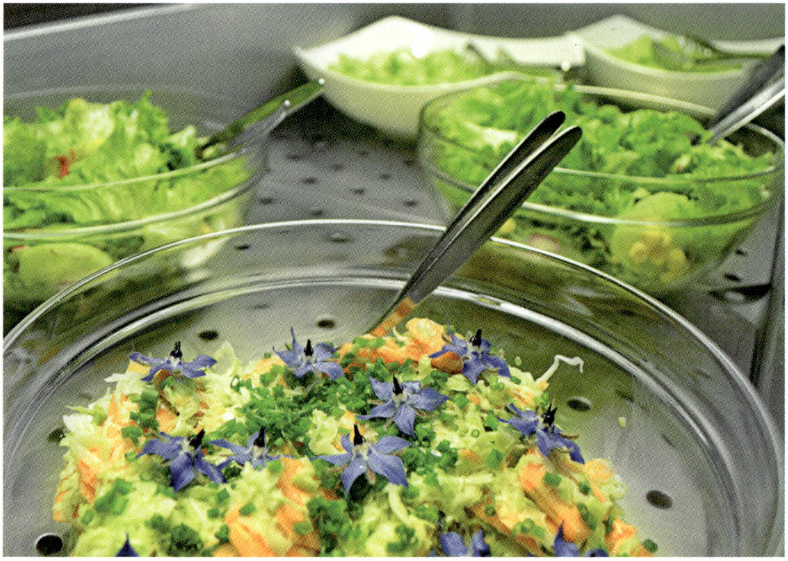

Mittags gibt's zuerst den Shake und dann geht es zum Salatbüfett.

Forcierte Gewichtsabnahme

Die forcierte Gewichtsabnahme funktioniert nicht viel anders als die normale Gewichtsabnahme. Einzig das Mittagessen fällt anders aus. Trinken Sie eine halbe Stunde vor dem Mittagessen einen Probiotik-Eiweiß-Drink. Zum Mittagessen beschränken Sie sich dann möglichst auf Gemüse, Salate und Nahrung mit dem glykämischen Wert von 20 und weniger.

> **!** Richten Sie bewusst auf kleineren Tellern an, und legen Sie ganz bewusst und gezielt weniger auf den Teller als normal.
> Der Eiweißdrink macht Sie meistens schon satt.
> Essen Sie noch für Ihre Lust.

Nachmittags und abends folgen Sie dann demselben Rhythmus wie bei der normalen Gewichtsregulation. Es soll jedoch auch das lustvolle Essen nicht zu kurz kommen. Nehmen Sie sich dafür aber viel Zeit. Nicht die Masse, sondern die Qualität ist entscheidend.

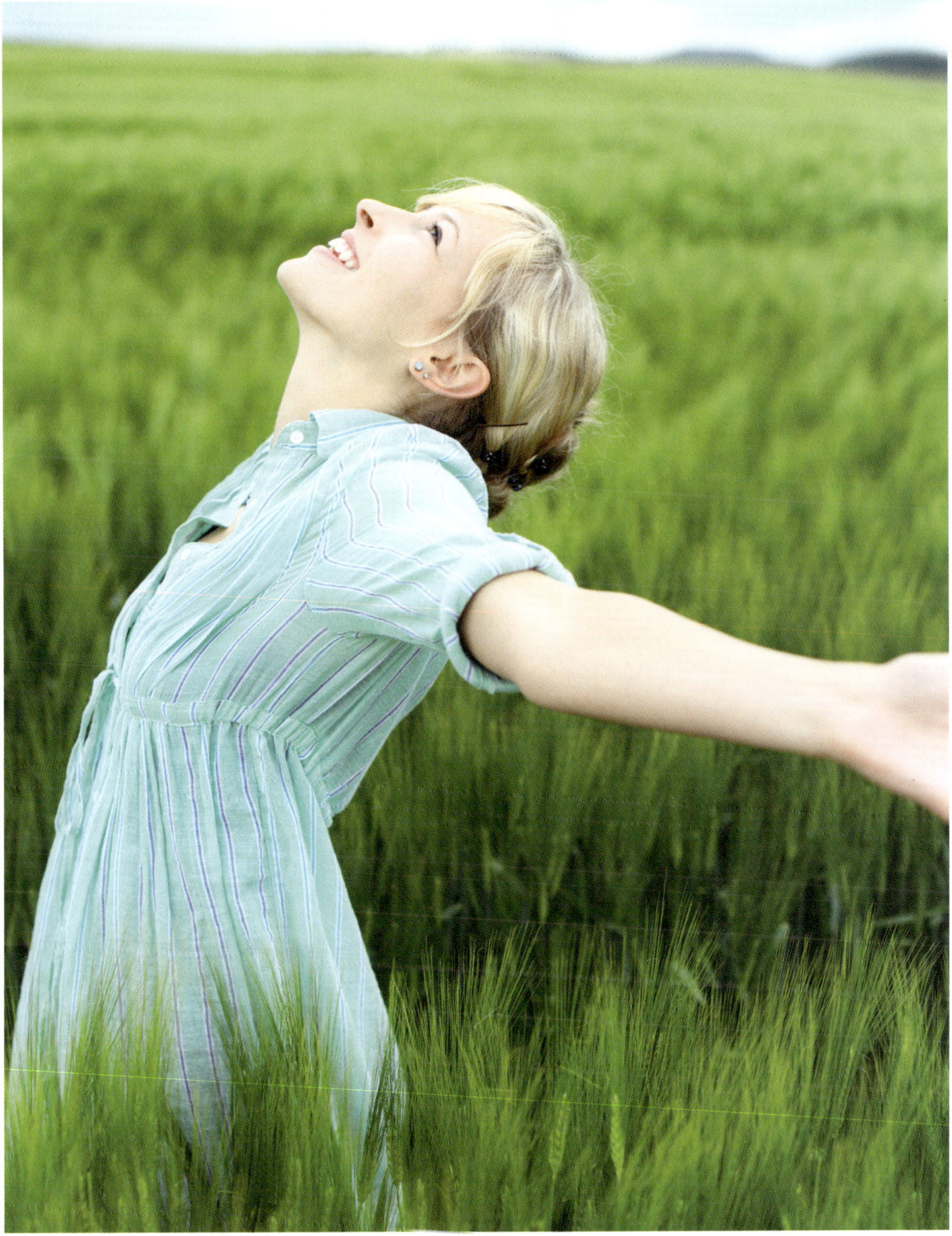

Es ist ein unbeschreibliches Gefühl, den Gewichtsverlust bewusst wahrzunehmen. Es ist, als sei man neu geboren. Alles ist intensiver.

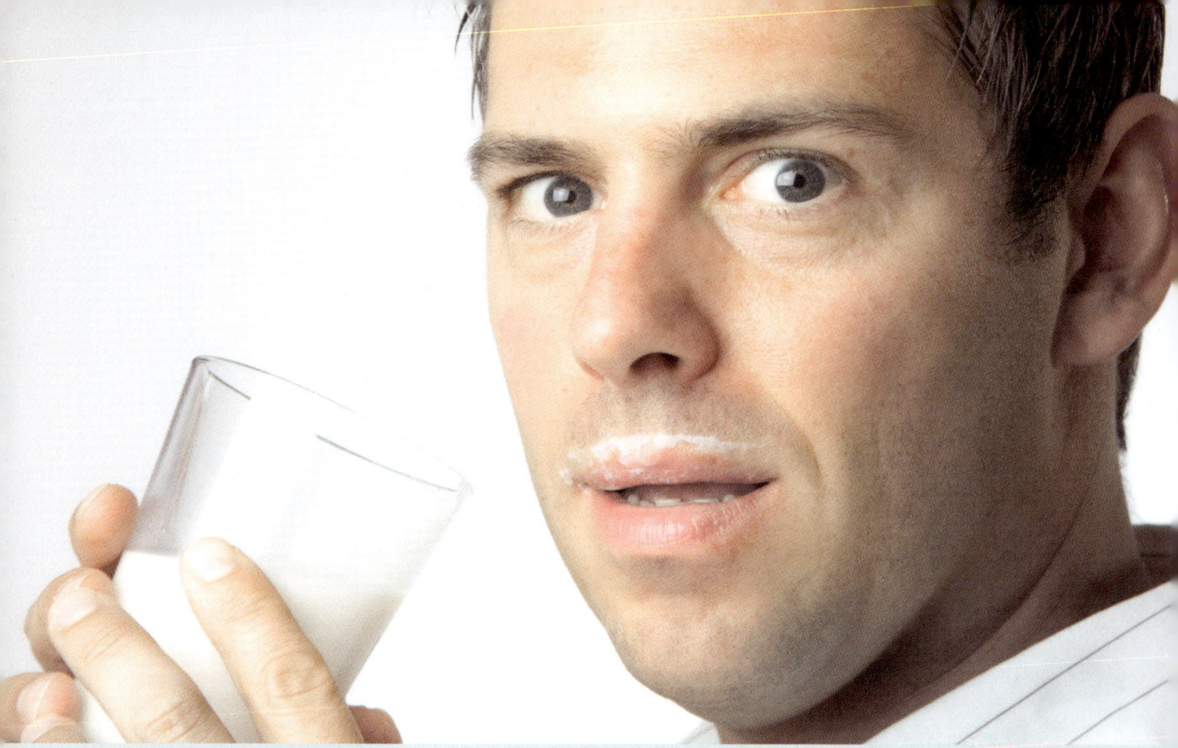

Die Helferlein von SlimWorld

Sie haben die verschiedenen Produkte zum SlimWorld-Ernährungsplan ja nun bereits kennengelernt. Was jedoch beinhalten sie und wie sind sie zusammengesetzt?

> **Wir haben bei den Rezepturen der SlimWorld-Produkte speziell auf das Thema Gewichtsregulation geachtet.**

Natürlich sind die Getränke auch anderweitig einsetzbar. So z.B. im Sport, für Kinder, die viel Kopfarbeit leisten müssen, für ältere Menschen zum Aufbau, zur Energiegewinnung in stressigen Lebensphasen oder zur Säure-Basen-Regulation. Der Einsatz der Produkte in unserem Fall dient natürlich der Gewichtsregulation.

Der Basen-Metabol-Drink

- L-Carnetin und Catechin (Extrakt aus grünem Tee und grünen Kaffeebohnen) kurbeln den Stoffwechsel an.
- Er liefert Elektrolyte (Mineralien und Spurenelemente) für den Energiebedarf während des ganzen Tages. Somit ist er auch ideal als Sportgetränk einsetzbar.
- Inulin als Nahrungsfaser sorgt für eine tiefe glykämische Last und versorgt den Darm mit präbiotischen Bakterien (Ballaststoffe).
- Eiweiß-Peptide (kleine Eiweißbausteine) fördern die körpereigene Regeneration und schonen die Muskelmasse bei der Ernährungsumstellung.
- Der Basen-Metabol-Drink liefert eine Fülle von Vitaminen.
- Die Thermogenese wird durch den Drink aktiviert.

Einnahme: täglich zweimal 0,5 Liter, nicht gegen Abend.

Der Probiotik-Eiweiß-Drink

- Es handelt sich um einen Eiweißkomplex mit allen essenziellen Aminosäuren. Das heißt, der Probiotik-Eiweiß-Drink liefert ein komplettes Eiweiß-Profil. Und das zu 100 Prozent pflanzlich.

> Der Drink ist die perfekte Grundlage für die nächtliche Regenerations- und Aufbauphase.

- Die Eiweiß-Wertigkeit des Probiotik-Eiweiß-Drinks liegt bei ausgezeichneten 130.
- Der Drink ist zudem mit Inulin angereichert und liefert somit gute präbiotische Bakterien. Er ist damit sehr ballaststoffreich und nährt direkt die Darmflora.
- Die probiotischen Bakterien nähren den Darm und bauen so die Darmflora auf.

60 % rein pflanzliches Eiweiß kombiniert mit vielen Vitalstoffen

- Im Drink ist Chrom in geeigneter Menge mit enthalten.
- Der Probiotik-Eiweiß-Drink enthält die Vitamine A, C, D, E, B-Komplex, Folsäure, Niacin, Biotin sowie Pantothensäure und zusätzlich einige wichtige Mineralstoffe.

Einnahme: täglich einmal anstelle des Abendessens.

Oder als Ergänzung zu einem leichten Abendessen (bei leichter Gewichtsabnahme oder einer Halte-Diät). Möglich auch zusätzlich als Ergänzung zum Mittagessen (bei forcierter Gewichtsabnahme und als Appetithemmer).

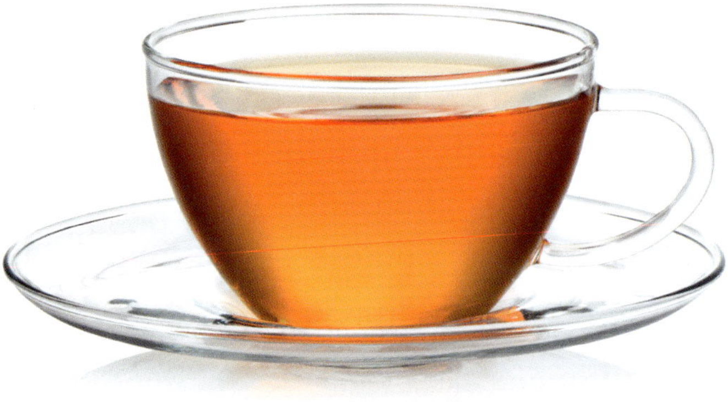

Der Abend-Metabol-Tee

In der Nacht ist Regeneration angesagt, sofern einen die Leberenergie in Ruhe schlafen lässt.

Die Rezeptur des Abend-Metabol-Tees zielt auf eine stoffwechselausgleichende Funktion hin. Nach der Traditionellen Chinesischen Medizin ist der Übergang um 21.00 Uhr abends von Zucker- auf Fettstoffwechsel wesentlich.
Zudem besänftigt der Abend-Metabol-Tee das sogenannte »Leber-Feuer« und verhilft damit zu einem guten, tiefen Schlaf. Der Geist ist beruhigt. Die ideale Voraussetzung für die Fettverbrennung über Nacht ist gegeben.

Einnahme: eine große Tasse (oder mehr) jeden Abend.

Startzeit frühestens um 17.00 Uhr, idealerweise wird der Tee zwischen 19.00 und 21.00 Uhr getrunken.

Der Tages-Basen-Tee

Die hohe Basenbilanz des Tages-Basen-Tees ist die ideale Voraussetzung für eine Erhöhung des Basendepots im Körper. Der Basen-Tee ist nach der TCM-Rezeptur so eingestellt, dass er vor allem auf die Mitte einwirkt. Das heißt, er stärkt direkt die Verdauung und ist somit optimal für die tägliche Aktivierung des Stoffwechsels.

Einnahme: eine Kanne täglich.

Vitalpflaster

Zur Entschlackung und Entgiftung des Körpers sind Vitalpflaster, über Nacht auf die Fußsohlen geklebt, ideal. Gerade bei einer Diätphase werden aus den Fettzellen viele Toxine freigesetzt. Das ist normal, gibt aber die bekannten Abnehm-Reaktionen wie Kopfschmerzen, Schwindel, Hautunreinheiten usw. Diese können mit den Vitalpflastern praktisch vermieden werden. Zudem werden durch die Pflaster viele weitere Funktionen aktiviert. Dazu erfahren Sie mehr in meinem Ratgeber: »Das Vitalpflaster-Buch«.

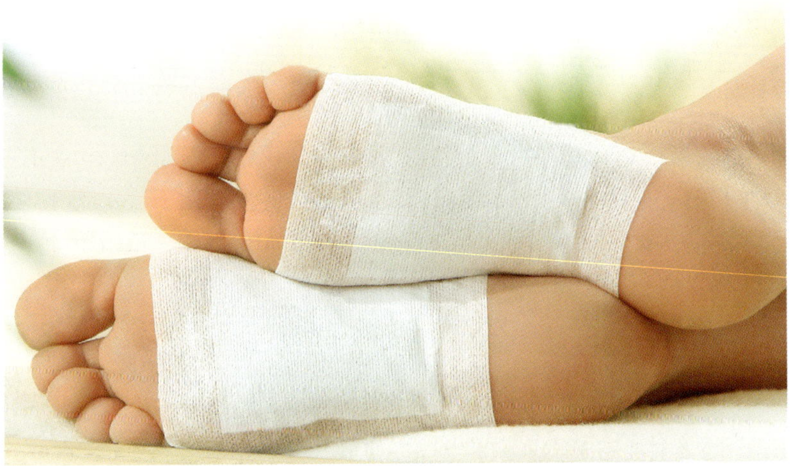

Beide Fußsohlen über Nacht mit den Vitalpflastern beklebt, ist die ideale Unterstützung während des Loslassprozesses.

Wichtiger Hinweis

Das vorliegende Buch ist sorgfältig recherchiert und erarbeitet worden. Die Inhalte basieren auf den Erkenntnissen und Erfahrungen des Autors. Dennoch erfolgen alle Angaben ohne Gewähr. Weder Autor noch Verlag kann für eventuelle Nachteile oder Schäden, die aus den im Buch gegebenen praktischen Hinweisen resultieren, eine Haftung übernehmen.

Impressum

Ein Imprint der Weltbild Verlag GmbH, Schweiz, Industriestraße 78, CH-4609 Olten
ISBN 978-3-03812-580-8

Producing: Josef K. Pöllath M. A., Dachau
Umschlag, Layout, DTP und Bildredaktion: Lydia Kühn, Aix-en-Provence, Frankreich
Umschlagbild: © corbis
Illustrationen: Lydia Kühn
Korrektorat: Susanne Langer M. A., Traunstein

Besuchen Sie uns im Internet:
www.weltbild.ch www.weltbild.de www.weltbild.at www.vitalworld.ch

Bildnachweis

Register